U0069864

《最高休息法》作者親傳腦科學瘦身術，實證近90%有效

耶魯醫學博士實證！5周打造易瘦體質

無痛激瘦

無理なくやせる“脳科学ダイエット”

5周瘦身計畫提案 × 6個簡易實踐步驟 × 25年醫學實證經驗

久賀谷亮 著

許郁文 譯

目次

PROLOGUE
瘦不下來，不是你的錯

STEP 0
大腦喜歡這樣瘦

STEP 1
想吃，不代表要吃——飲食改善方法【基礎篇】

—推薦序—

或許，你需要的不只是瘦身！

蘇琮祺

我的高中理化老師曾說過：「觀念正確，其他都只是執行細節。」課堂上的一句話，卻從此成為我在個人生活與專業工作上的圭臬金句。

對於減肥，大部分民眾都缺乏最核心的正確觀念：「肥胖是一種心理議題的生理結果。」身為一名心理師，我運用心理學協助民眾瘦身已經有十多年的經驗。在這段時間裡，我發現大家老是把重點放在看營養、算熱量跟多運動這些生理層面的細節，或是買產品、找藥吃和動手術這些短期速效的表面方法。卻忽略了在瘦身過程中，好好地面對心理層面的三大議題（認知、情緒與行為），才是幫助我們從根本因應肥胖的關鍵所在。

肥胖主要源自於不良的進食行為，而行為正是一種心理狀態的外在表現。當你沒有正確的營養觀念，或是對於體型有著非理性信念時，可能讓你出現極端的飲食行為；面對慢性壓力和情緒調適不佳時，常會讓你大吃大喝；缺乏意識的飲食習慣，再加上不健康的食物環境，則會讓你莫名其妙地多吃好幾口。

因此，妥善地覺察跟照顧你的心理狀態，才能讓你健康地吃，好好地吃，享受地吃，幫助身體藉由健康的飲食方式，達到「未必瘦，但很健康」的理想狀態。

本書作者久賀谷亮醫師擅長神經科學、正念療法與經顱磁刺激（TMS）療法，同時也是《最高休息法》與《不老的腦》兩本暢銷書的作者。在《無痛激瘦》這本書裡，他從自身專業出發，再延續先前作品的風格，用簡潔易懂的文字傳遞了三大重要觀念：

（一）從神經科學來認識你的吃跟胖

從「快樂中樞」的概念開始，作者告訴我們「難瘦的大腦」是如何透過神經迴路影響飲食行為，也說明了為何「努力再努力，忍耐再忍耐」的觀念，是種忽略神經科學與心理機制的不當建議。

飲食行為被大腦所掌握，大腦也會被飲食所影響，認識大腦運作的模式，才能重新打造你的健康飲食。

（二）用正念重建與食物的健康關係

正念已經被廣泛地運用在醫療、教育、社區與企業場域，但你可能不曉得它也可以被用來協助瘦身。但與其說是瘦身，正念飲食更像是一種重新探索我們與食物之間的關係的歷程。

每次進食，除了滿足生理需要，更多時候我們是在填補心靈空虛。

透過正念，你可以更清楚地看見自己的真正需求。

（三）瘦身不該用壓抑和痛苦來達成

作者透過「微小說」的形式，向我們說明五種不同的飲食困擾和肥胖形態。角色對話與互動過程中，那些充滿自責與罪惡感的句子，那些沒有好好照顧自己的樣子，或許可以讓你看到自己的影子。

飲食就是種自我關照的過程，身心狀態反映的往往就是我們怎麼對待與照顧自己。

觀念正確之後，其他都只是執行細節。書中提供了我們許多神經科學、正念飲食與自我照顧的正確觀念，而奠基於神經科學與正念的「腦科學瘦身術」更透過「三階段、五步驟」的架構，讓讀者可以在生活中具體地執行，讓你再也不用把自己當成實驗品，四處購買昂貴的瘦身產品或尋找減肥神招。

飲食方式就是生活方式。接下來，就請你好好地執行書裡面所提供的各項練習，讓你的身心回到原本就該有的健康狀態，而那個狀態未必叫作瘦，而是一種身心被好好照顧的樣子。

最後提醒各位，胖瘦就只是種體態，都很好。瘦身的真正目的在於避免體脂肪過多所帶來的身心健康危害。

（本文作者為諮商心理師、四季心心理諮商所所長、中華民國肥胖研究學會健康體重管理師、正念飲食覺知訓練認證合格教師、大腦營養精神醫學專業認證。）

—推薦序—

關於飲食，我們永遠能為自己做選擇

張瑋庭

如果對你而言，瘦身最困難的是「飲食控制」，那麼非常推薦你閱讀這本書！

如果你覺得自己身上的脂肪特別頑固，認為自己就是連喝水都會胖的易胖體質，那麼你會需要本書改變你的飲食習慣，進而打造易瘦體質！

如果你嘗試了許多瘦身的方法，卻總是徒勞無功，那麼推薦你透過本書認識正念飲食法，學會善待自己，從中找到瘦身路上的盲點，幫助自己建立良好的飲食及生活習慣。

透過實踐正念飲食，我們得以覺察自身的飲食習慣，以及對食物、對飢餓的真實感受，並理解該如何面對生活中的壓力來源。飲食就像是大腦的鏡子，因為我們對食物的欲望，都源自於對食物的「依賴」。是我們不斷幫大腦灌輸「壓力↓進食↓快樂」的連結，才因此養成錯誤的飲食習慣。

作者運用生活化的情境，帶領讀者進入一場正念飲食的體驗活動。本書的故事背景為五個深受飲食習慣問題所苦的人，聚集在同一間房子中。他們只需要遵守一項規矩：五位入住者一定要一起享用早餐和晚餐，除此之外沒有任何限制，故事中的角色們不需要與食欲對抗（例如節食或是丟掉房裡的零食）。本書透過每一位成員各自抱有的飲食習慣問題，讓我們了解飲食對生理和心理層面的影響，並且告訴我們：一切都是有選擇的，只要願意，我們可以試著改變做法。一步一步地陪伴讀者建立更理想的飲食習慣。

書中令我印象最深刻的是「外婆的玉子燒」這段故事。我們吃進去的食物，都隱含了我們對食物的感情，也因此會帶來情緒、念想，就像是主角吃進去的玉子燒，代表著對外婆的想念，以及食物與母愛之間的連結。

其實不良的飲食習慣，往往來自於「不夠滿意自己」的想法，這可能是因為童年在缺乏溫暖與愛的環境中成長，或者是習慣性自我苛責的內在想法。透過正念飲食的練習，不僅僅能調整我們的飲食習慣，也能從過去的成長經驗重新理解自己。因此，作者強調必須「善待自己」，不要勉強自己做不想做的事情，反而要練習拿掉自我設下的框架，從「心」體驗食物，進而調整我們的飲食及生活態度，貫徹「飲食方式就是生活方式」的理念。

最後想提醒大家，當我們決定開始練習正念飲食時，可能會面臨挑戰與挫折，就像是在書中的五位角色，同樣都會在工作及生活中碰上難題，甚至一度對正念飲食活動的效果感到失望。但請記住，這些都是過程，畢竟我們背負著持續幾十年的飲食習慣，不太可能平順地一路走到目標，改變的路程會像走樓梯一樣，偶爾有停滯期，感覺生活沒有發生任何變動，但這些感受都是正念飲食的意義，因為我們正陪伴自己經驗當下每一個練習的過程。

你或許以為飲食只是在吃與不吃做選擇，然而，正念飲食能幫助我們覺察食物的意義，了解自己為什麼吃、如何吃。當我們能夠「有意識地進食」時，才能消除人生的空腹感，打造更美好的自己！

（本文作者為諮商心理師。）

—前言—

腦科學瘦身術，佛系但有效！

「試過好多種減肥方法，但都沒有用……」

「總是忍不住破戒，沒辦法堅持節食計畫。」

「忍著不吃東西，真的好痛苦。」

「減肥一直失敗，我好討厭自己啊……」

相信許多人對於坊間流傳的減重術，都抱有以上煩惱。

但仔細一想，各位不覺得很不可思議嗎？明明減重的方法這麼多，人們的煩惱卻那麼相似。

其實理由很簡單。那就是這些減重術都告誡我們「不可以吃這個，不可以吃那個」，卻從來沒教我們「該怎麼做才能忍住不吃」。

一回過神才發現，東西已經吞下肚；一遇上壓力就忍不住暴飲暴食……這些「習性」早已深植我們的大腦。

坊間常見的減重術會告訴我們如何「調整飲食內容」，卻沒辦法讓我們改變「進食」這項行為與欲望。

「拿出你的決心與毅力！」至今為止的減重術不斷重複類似說詞，所以每個想減重的人都會在相同的地方失敗。

相對之下，本書提供的是「正確飲食行為」的祕訣，幫助各位大幅改變飲食時的「大腦習慣」。

因此，本書不需要你「忍耐」與「自律」。

就算你自認為是個意志力薄弱的人，只要扭轉大腦的認知，就能自然而然地瘦下來，完全不需要任何努力。

改變飲食前，先改造大腦

飲食是一項可透過大腦來調整的行為，因為進食習慣及想進食的欲望，都是經過大腦學習而來。這意味著之所以會禁不起食物的誘惑，全是因為你的大腦已經成為「難瘦的大腦」，那些仰賴自律的減重術有項致命缺點，即在於忽略了大腦的影響力。

容我進行遲來的自我介紹：我是久賀谷亮，是美國洛杉磯一家身心診所的院長，也是於耶魯大學及其他頂尖大學研究尖端腦科學的學者。

不分種族，眾多患者都是為了求得「內心與大腦」的安定而來到診所，我也從每天的看診過程中發現，許多人都有飲食方面的問題，其中最典型的症狀莫過於壓力導致的暴飲暴食。對於經常承受壓力的現代人而言，這已是切身的問題，沒有人是局外人。此外，飲食習慣不當也是造成慢性病的凶手，影響的不只是內心而已。

在我還是實習醫師的時候，曾有前輩告訴我：「看診的時候，至少要問患者兩個問題：食欲和睡眠情況。」

飲食與睡眠會受到大腦影響而產生變化，就像是一面反映大腦狀況的「鏡子」。飲食生活有問題、甚至進而導致體態走樣的人，大腦很有可能已陷入不良循環。如果真想有效地減肥，就絕對不能忽略大腦這項最根本的因素。

為什麼努力了還是瘦不下來？

難以按捺的進食欲望，源自對食物的「依賴」。

進食很快樂，所以才讓人欲罷不能。大腦中有一處稱為快樂中樞的神經迴路，主要是由腹側被蓋區（ventral tegmental area，VTA）與依核（nucleus accumbens）所組成。

當肚子裡面的食物轉換成醣質，這塊神經迴路就會接受刺激，我們會因此感到快樂，也會變得更想進食，這情況與吸毒、酒精、賭博等成癮症相同，暴走的快樂中樞也沒那麼容易回復平靜。

我們經常聽到「努力再努力，忍耐再忍耐」這種建議，但我只能說，這種完全忽略大腦機制的建議，其實一點用也沒有。就算想藉由意志力壓抑欲望，但在撐起這股意志力的大腦之中，一直都有個「唱反調」的機制。這種建議可說毫無建設性可言，因為我們不可能只憑自律瘦下來。

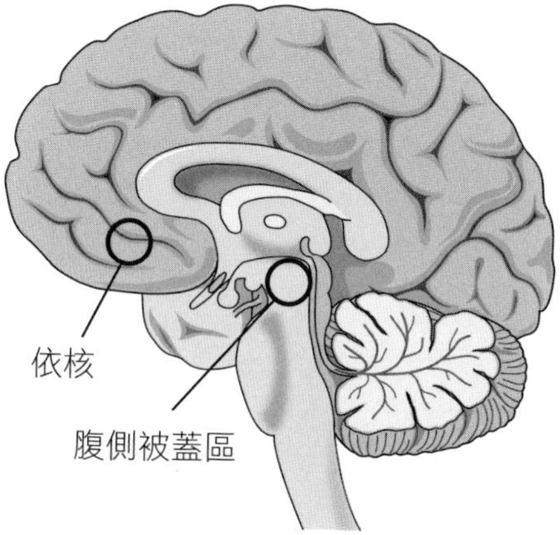

那麼到底該怎麼辦？

世界各地的學者在進行各種研究後發現，只要透過「某個方法」持續刺激大腦，就能讓暴走的快樂中樞恢復冷靜。

有效抑制食欲的科學方法

那個方法就是「正念」（mindfulness）。

正念在歐美造成轟動，許多企業與教育現場視其為基本課程的其中一環，想必不少讀者都已有耳聞。

本書將以正念為基礎，搭配各種調整飲食的方法，為各位讀者設計出一套綜合減重課程。

「再也不相信任何講究毅力的減重術了！」如果你也有這樣的想法，何不嘗試透過腦科學瘦身術來「駕馭」食欲，而非一味壓抑自己呢？

正念對大腦的影響已有眾多科學佐證，也已經實際應用於改善現代人飲食行為。

本書會適時援引科學數據，證實這套減重術的效果；書末也整理了相關參考文獻，有興趣的讀者不妨參考。

從「難瘦腦」變成「易瘦腦」

透過腦科學改造你的大腦，讓你「無痛激瘦」——這正是本書的目的。

當你的大腦進入「無須忍耐也吃不胖」的狀態後，減重的效果就會一直持續下去，就此揮別坊間減重術常有的復胖問題。除此之外，還能得到許多其他減重術所沒有的效果（詳情還請各位繼續讀下去）。

為了方便各位閱讀，內文將以「故事」的方式進行。

本書也為各位設計了減重時程表，請大家從今天開始，依照自己的步調親身嘗試看看。

在閱讀與實踐本書內容的過程中，各位的大腦與內心一定會產生若干變化。願各位能好好享受從「飲食習慣」到「內心深處」皆一步步獲得改善的美好過程。

—本書角色介紹—

・朋美：本書主角，在網路媒體公司擔任編輯助理。二十八歲。

・睦子：外型福態的減重狂。四十二歲。

・聖子：身材纖細的美魔女。年近四十。

・阿卓：夢想成為模特兒，每天瘋狂重訓。二十一歲。

・阿和：ＩＴ企業中階主管，患有慢性病問題。五十歲。

・松代：減重共享住宅「吉布斯」房東，加州大學教授。六十幾歲。

・杉田：減重共享住宅「吉布斯」主廚。三十一歲。

PROLOGUE

瘦不下來，不是你的錯

用正念打造「易瘦腦」

「哇，朋美以前好瘦啊！」

「真的，我以前確實很瘦。這是五年前的照片了。」

我勉強擠出笑容，假裝輕描淡寫地帶過這個話題，但總編這句話卻像根針插進我心裡，連同事也紛紛湊過來，對我的舊照片開玩笑。

不過這時我已經什麼也聽不到，只覺得心跳加速，大腦陷入一片空白。

「我去吃個午餐……」

我感到很受傷，正準備找藉口逃離辦公室的時候，坐在辦公桌另一側的堤總編突然叫住我：「啊，朋美，你還記得之前提過的『減重資訊網站』企畫嗎？目前你寫的內容完全不及格，而且吉田也為了下個月要上線的新網站忙得團團轉，所以要請你去幫他的忙。」

「好，我知道了！我下次一定會寫出好企畫的！」

即使努力打起精神、開朗地回話，但是走出辦公室時，總編那冷冷的表情卻仍舊在腦海中揮之不去。

那表情彷彿是在說：「我對你已經沒有半點期待了，你在一旁打打雜就好。」總編那雙細長的眼睛，讓人完全猜不透她的想法，說出口的一字一句就像是在念稿一樣毫無情感。

我恍惚地走進辦公室附近的超商，回過神來，才發現手上的購物袋裝了三個飯糰、炒麵、洋芋片、咖啡歐蕾與布丁。把購物袋交給店員結帳時，內心突然湧現一股莫名的罪惡感。

「哇，朋美以前好瘦啊！」

總編這句略帶輕蔑的話，反覆地在我的腦海中響起。

我忍不住在內心吐槽：「對啦！在遇見你之前，我是真的很瘦沒錯……」

●
●
●

我是藤崎朋美，目前在東京的網路媒體公司擔任編輯助理。大學畢業後曾一度投身服飾業，但不到三年就搞壞身體，不得不離職。那時剛好聽說某家美容保健類網路媒體在招募助理，便二話不說應徵，進入現在這家公司。雖然約聘制工作不免讓人有點擔心職涯前景，但我從學生時代就對媒體業嚮往不已，於是滿心期待地轉換跑道。

不過，夢想終究只是夢想。這三年來，我在這家公司沒有做出半點成績，眼看今年就要滿二十八歲，聽說老家那邊有些朋友最近都結婚了。我是不急著結婚，但每當有人問我：「難不成你想成為職場女強人，跟工作結婚嗎？」我也沒辦法充滿自信地果斷回答：「對，我要跟工作結婚！」畢竟工作也談不上順利。

「這三年我到底得到了什麼啊？」直到現在，我都還只是一位協助編輯完成企畫的小助理。我的「收穫」僅有些許編務技巧，剩下的就是無窮壓力、手臂上的蝴蝶袖，以及囤積於肚子和大腿的脂肪，整個人胖到難以形容的地步；更慘的是，從大學四年級開始交往的男朋友，也棄我而去……

我知道自己的狀況，也明白堤總編那句「朋美以前好瘦」沒有惡意。畢竟，總編雖然稱不上是溫柔的上司，卻也不是刻薄的人，她總是想到什麼就說什麼，所以應該是一直認定「藤崎朋美是個胖子」，才會脫口而出那句話吧。然而，這也是我大受打擊的原因。更火上加油的是，總編竟然還在這時候駁回我的企畫……

「不振作不行了！」

當天夜晚，我站上家裡的體重計。看著體重計上的數字，我在心裡默念這句話。

其實早就反覆多次告誡過自己，也試過很多種減重方法，但都沒辦法持之以恆。我就是沒辦法忍耐，最後又回到原本的生活習慣。最終的結果，就是這發福的體態。

當時的我認為，一定是自制力太差，才會導致這一連串後果。

● ● ●

事過境遷，如今我已經瘦回那張舊照片裡的苗條身材。減重成功後，我終於敢這麼說：「想瘦，根本不需要壓抑自己想吃東西的衝動！」

更重要的是，正視自己的欲望，然後以「正確的方式」滿足欲望，這才是我瘦下來的祕訣。

爽爽吃，也能瘦？

「我們會不會被騙啊？都說『免錢的最貴』……」

坐在桌子對面的睦子壓低音量問著，我隨口應了她幾句，但心裡也暗暗同意她的說法。

我們兩人，正身處一幢位於東京高級地段代官山的豪華共享住宅——「吉布斯」。

這間共享住宅的客廳採用挑高天花板的設計，各個角落的裝潢都相當時髦；室內擺放著氣派的的大沙發、最新的音響設備。每個房間都備有品味不凡的古董家具、寬敞大床及花灑淋浴間。除此之外，飯廳內巨大的柚木餐桌和牆上壁畫，想必都貴得嚇人。簡單來說，不管走到哪裡，都讓人產生置身龍宮的錯覺。

但令我們感到不安的是，明明這裡如此奢華，房租卻是「免費」。

我是在幾個月前，碰巧在某個網站上得知這間減重共享住宅。這裡最多只接受五位入住者，而且每位入住者還得先通過審查。我抱持隨緣的心態，在線上回答完一連串簡單的問題後就按下送出鍵。沒想到一周過後，竟然收到「獲選」的通知信。

說心中沒有半點懷疑的話，那當然是騙人的，但是「免費入住代官山豪宅」以及「保證改變你的飲食習慣」等文案實在太誘人。如今，我已經在這間共享住宅生活一個月了。

在這裡生活必須遵守一項規矩，那就是「五位入住者一定要一起吃早餐與晚餐」。

反過來說，除了這條規矩之外，沒有任何限制。雖然已經住進來一個月了，卻從未被要求重訓，而且想吃什麼都可以。我每天早上要做的事，只有在軟綿綿的大床上醒來、吃一頓美味早餐、梳洗一下便出門上班，僅此而已。

每天拖著沉重的腳步回家後，餐桌上已經備有熱騰騰的飯菜；吃飽後泡個澡，就能睡個香甜的覺。這樣的生活雖然愜意，但我很懷疑是否真能瘦下來。照理說，體重應該會不減反增吧？

「大家久等囉，晚餐煮好了。」

負責準備餐點的是這間住宅「吉布斯」的管家——杉田先生。這位杉田先生外型出眾、身高挺拔，可說是位公認的帥哥。但有點可惜的是，明明他已經三十一歲了，卻給人不太可靠的印象，就像現代人口中的草食系男子。

即便如此，他準備的每道餐點都非常美味。聽說他原本是位廚師學徒，後來被這間豪宅的主人找來打工。

美味餐點加上豪華的房間，在一片歲月靜好的和平氛圍下，隨著時光流逝，入住者開始懷疑眼前的一切，是否就如同睦子所說：「自己該不會是被騙了吧？」「這該不會是某種詐騙手法？」

世界這麼大，怎麼找到瘦下來的方法？

「杉田，這間房子是怎麼一回事啊？你應該知道一些內幕吧？」

睦子反覆地追問我們早已問過好幾次的問題，卻總是得到相同的答案。

「我也不太清楚，我只被交代要幫忙準備共享住宅的早餐與晚餐而已。」

聽到這個答案，睦子只能一臉不悅地碎碎念。在五名入住者之中，最愛碎嘴的人就是她。印象中，她的本名是「睦美」，但希望大家叫她「睦子」。她的聲音很高亢，說話速度快得跟機關槍一樣，上一秒才開口大笑，下一秒卻又哭了起來，情緒就像雲霄飛車般忽高忽低。明明已經是四十二歲的人，卻依然相當孩子氣。不過也多虧了她，共享住宅才會這麼熱鬧。

睦子最引人側目的地方，莫過於身材。我沒問過她的體重，但目測應該超過一百公斤，屬於非常「福態」的體型。每次站在她身邊，我甚至會湧現「我這微胖體型根本沒什麼好在意」的錯覺。

「這世上根本沒有適合我的減重方式啦！」

睦子忿忿不平地說著這句話的時候，嘴角都是口水的泡泡。不知為何，她很愛找內向的我攀談：「喂，朋美，你知道我已經試過幾種減重方法了嗎？」

「呃……三種嗎？」

「怎麼可能，至少超過二十種啦！像是減少攝取醣分或碳水化合物，或是多吃納豆或葡萄柚的方法……反正數都數不清啦，我甚至還去過電視廣告上的一對一私人健身房！」

這時，背後突然傳來毒舌的意見：「說是這麼說，睦子你剛剛不是還吃了巧克力？這樣不管用什麼方法減重都不會有效，問題出在你自己身上吧？」

回頭一看，原來是另一位入住者聖子。

我沒問過聖子的年紀，但看上去應該超過三十五歲。她不僅身材纖瘦，全身還散發著性感的氣息，是公認的「美魔女」。每天吃完晚餐之後，她就會頂著完美的妝容去上班，我猜她應該從事特種行業。

「對啊，減重就是需要戒口與忍耐，毅力是成功的關鍵。」

邊這麼說，邊走進飯廳的人，是立志成為模特兒的阿卓，他每天傍晚都會先運動沖澡後再吃晚餐。日日苦練的成果，即是在緊身背心之下，那鋼鐵般結實的胴體。年僅二十一歲的他，全身洋溢著年輕的氣息。

若問我喜歡杉田還是阿卓的話，那當然是後者，可惜阿卓好像是同性戀，完全沒把我放在眼裡。認真說起來，杉田這種型男或許還比較能引起他的興趣。

「你們別吵了，像我一上了年紀，就很難鏟下這身肥肉啊！」

睦子嘴巴說不贏聖子與阿卓，只好一邊不悅地發牢騷，一邊晃動手臂的蝴蝶袖。我們三人看到睦子這副模樣，忍不住咯咯笑了起來。

就在這時候，有位臉色蒼白、腆著鮪魚肚的中年男子走進飯廳。他是在ＩＴ企業擔任中階主管的阿和。

在這五位入住者之中，阿和是最年長的一位，卻從來不主動與別人交談，始終板著一張臉。他的臉龐與頭皮總是油膩膩的，中廣的身材幾乎與睦子相差無幾。

睦子曾從門縫偷窺阿和的房間，據說裡頭擺了滿坑滿谷的公仔。看來他是個不折不扣的「阿宅」。

減掉的是贅肉，還是快樂？

我們這群個性迥異的人，居然能在同居生活的一開始，就如此融洽地相處，真是令人意外。

每到用餐時間，大家就會圍坐在飯桌前享用杉田準備的美味餐點。睦子總是會滔滔不絕地打開話匣子，偶爾聖子或阿卓會吐槽幾句。眼前這片溫馨光景，讓我不禁覺得他們就像我的家人。這也讓我忍不住佩服吉布斯巧妙的入住審查，竟然能把我們這群性格乖僻的成員湊在一起。

不過，好日子並不長久，過一陣子，問題就陸續浮出檯面。

最明顯的問題當然就是睦子與阿和的體態。一如聖子一針見血的評論，睦子就是戒不掉甜食。只要走進她的房間，一定會看到垃圾筒裡塞滿巧克力或家庭號餅乾的空袋。阿和也很愛吃零食，吃飽後就躺在沙發上，一看就知道很不健康。

此外，另外兩個人也有些奇怪。乍看之下，阿卓與聖子的體型都無可挑剔，也相當遵守這裡的規矩，總是與大家一起吃早餐與晚餐。但他們到底為什麼會選擇入住減重共享住宅呢？想必事有蹊蹺。

比方說，阿卓每天吃完晚餐，就立刻去地下室的跑步機報到，一路跑到將近深夜十二點，整整三個小時。我雖然明白他是為了成為模特兒才拚命鍛練身體，但這樣不會太過頭了嗎？

至於身材維持得無懈可擊的聖子，雖然因為工作而常常喝到半夜，甚至清晨才醉醺醺地回家，但除此之外毫無不對勁的地方。不過，有件事讓我有些狐疑：某次我們五個人在晚餐時玩起「猜卡路里大戰」的遊戲，也就是猜測睦子手邊的各種零食分別有多少卡路里。擁有多次減重經驗的我們，多少都能猜得八九不離十，但最令人驚訝的是，聖子居然能精準地猜中正確數字。

還有一點讓我在意的是，每次吃完晚餐後，她都會衝進廁所。該不會身體有什麼問題吧？

我的話，就是一日復一日，沒什麼特別的變化。公司裡的每個人都工作到很晚，我也常常為了寫隔天發布的網路報導而加班到深夜，甚至常常差點趕不上最後一班電車。

然而，自從入住吉布斯之後，為了遵守家規，這個月以來我總是趕在晚餐開始的八點半前回家。當我離開辦公室時，總編和同事的眼神簡直像扎人的針，似乎正在說：「朋美明明工作上完全派不上用場，居然還敢比大家早回家？」

這樣的狀態，到底還要持續多久呢？

千奇百怪的飲食問題

「哇！主人總算回來了！」

某天，正在準備晚餐的杉田望著窗外，突然這麼說。宅邸大門的自動門敞開，一輛高級的白色休旅車緩緩駛入。看來，這棟豪宅的主人總算要現身了。

「喲，是賓士車耶，應該是個多金帥哥吧！」

阿卓藏不住興奮感地叫道。

很可惜，他的期待完全落空。走進飯廳的是一位熟齡女性，臉上掛著淺淺的優雅微笑，體態苗條。上半身穿著質感細緻的黃色喀什米爾毛衣，下半身則搭配輕便的短褲與內搭褲。雖然頂著一頭蓬鬆而明亮的金髮，但五官是標準的日本人。我後來才知道眼前這位女性已經六十幾歲，但實在無法從她的外表看出年紀。

「嗨，大家好，我是這裡的主人松代，很高興認識各位！杉田小弟，別來無恙嗎？各位，他的手藝很棒吧？」

才剛從美國回來的松代小姐，絲毫不顧我們茫然的表情，旁若無人地自顧自說起話來。

「等、等一下，太突然了吧？你是這裡的主人嗎？這間共享住宅的用意到底是什麼？」

睦子的說話速度完全不落於下風，急忙打斷了松代的話。

「啊，真對不起，我好像因為時差而有點恍惚了……我在美國那邊有點事要處理，所以晚了一個月才回國。這段時間讓大家搞不清楚狀況，真是不好意思。不過，大家待在吉布斯還開心吧？」

這問題問得大家無話可說，因為就算退一萬步來講，這一個月的生活除了「超棒」，恐怕再沒有其他形容詞，而且應該不只是我這麼覺得，因為其他四個人也沒說半句話。

「你是睦子對吧？你有愛吃甜食的毛病，一個晚上就能吃掉三大包家庭號巧克力，還真是不簡單啊！」

明明兩人是第一次見面，松代卻毫不遮掩地點出睦子的問題。

「怎、怎麼會連這種事都知道？我、我吃甜食都是因為……」

「都是因為太想念孩子了，只好靠甜食來紓壓對吧？你的小孩叫翔介，是個六歲的小男孩。你因為暴飲暴食而疏於照顧他，最後還因此離婚，久久才能跟孩子見一面。雖然可憐，但飲食習慣這麼糟糕，老公不嚇跑才奇怪。」

松代小姐連珠炮般地說著，眾人全都啞口無言。此時，睦子突然放聲大哭：「翔、翔介！嗚嗚嗚，我好想見兒子啊！」

話說回來，我每天晚上都會聽到這像熊一樣的吼叫聲，該不會就是睦子想念兒子的哭泣聲吧？

「除了睦子之外，在場的五位入住者都有飲食上的問題喲。我向各位保證，吉布斯絕對能幫助各位改善飲食習慣。」

五種問題，好好吃飯就能解決

在松代小姐自顧自說話的同時，阿卓的表情也越來越不滿，露出了平常罕見的陽剛表情。

「你說夠了沒有？幹嘛對睦子說那種話啊？而且最重要的是……」

「你是阿卓吧？」松代小姐打斷了阿卓，「你立志成為模特兒，是個把自己逼到快厭食的運動狂。為了不讓自己變胖，所以每天都拚命運動，對吧？」

「這、這跟你有什麼關係……」

松代小姐突然翻起阿卓的T恤：「你看看，腰部是不是有瘀青？這就是腹肌練過頭的證據，而且體毛比鬍子還茂密對吧？要是減重減過頭，身體就會為了避免流失體溫而長出一堆體毛，你不知道這件事嗎？」

阿卓似乎沒辦法反駁。

接著松代小姐轉向阿和，說道：「阿和患有日本中年男性中相當典型的慢性病，但是阿和的狀況特別嚴重，再這樣下去可是會死掉喲。」

「太沒禮貌了！你憑什麼這麼說！」

難得看到阿和這麼生氣，但松代小姐依然面不改色：「你以為我不知道抽血檢查的結果嗎？」

聽到這句話後，阿和似乎沒辦法繼續回嘴，只好像平常一樣板著臉。

「接著是聖子。」

就在每個人都暗暗心想「她應該沒有任何問題吧？」的同時，松代小姐語出驚人：「聖子的問題是暴飲暴食跟催吐。」

此話一出，其餘四人與待在廚房的杉田頓時倒抽了一口氣。

「你在胡說八道什麼？這老女人說的話沒半句可信啦！」

大家從來沒看過聖子這麼慌張的模樣。

「是這樣嗎？」

松代小姐迅速地抓住了聖子的右手，速度之快，很難與她優雅的外表聯想在一起。

「你看，手指上有長年催吐留下的硬繭，這就是證據！」

仔細一瞧，聖子的食指第一關節的確腫腫的。聽說暴食症患者會把手指伸進嘴巴催吐，久而久之，手指就會長繭。

「會一再陷入暴飲暴食和催吐的循環，都是因為害怕變胖，對吧？」

「你說夠了沒有！」

聖子氣得蹲坐在地、用力大喊，音量大得快要掀翻屋頂。

「最後就是朋美了。你是『情緒性進食』的慣犯！」

見識到前面四人一個個被松代小姐那宛如利刃的毒舌斬倒在地後，我嚇得立刻回答：「是的！您、您說的沒錯。」

「你總是把自己武裝得很好，所以是不是誤以為在這群人之中，你是最正常的呢？我把話說在前頭，在場五個人的飲食習慣都有問題，千萬不要認為自己是例外。」

正當我們五個人被沉重的氣氛壓得抬不起頭，站在廚房見證這一切的杉田，打破了沉默。

「松、松代小姐，好不容易回家了，要不要先自我介紹一下呢？」

松代小姐露出如夢初醒的表情後，便莞爾一笑，眼神不再像剛剛那般銳利，恢復原先親切的模樣。

「說的也是，沒先正式問候大家，是我不對。大家好，這是我的名片。」

加州大學洛杉磯分校
腦科學、人類行為學教授

甘迺迪松代

過去能成功減肥的人，都是練武奇才

「我是專門分析人類行為的腦科學研究者，尤其關注飲食習慣。過去一個月，我都透過監視器觀察大家的生活。」

「什麼？」

原本就臉色鐵青的我們聽到這裡，更是被嚇得一句話也說不出來，表情也更加難看。率先開砲的是聖子。

「這是什麼意思？難不成你一直在偷拍我們？這已經侵害個人隱私了吧！」

仔細一想還真是恐怖，畢竟松代小姐連聖子有暴食與催吐的習慣都一清二楚，甚至知道阿和的抽血檢查結果，但松代小姐還是微笑地說：

「我記得合約上面已清楚說明會透過

監視器觀察各位，你們不是都簽名同意了嗎？」

這麼說來，確實入住時簽過一份合約。這不就表示，吉布斯的五位入住者竟然全都沒把合約讀完，就貿然答應把自己的隱私攤在陽光底下嗎？回想當時，自己滿腦子只有「沒想到能通過審查，真幸運！」這個想法，還真是該罵。

「所以……我們真能脫胎換骨嗎？」這次換阿卓打破沉默，「加州大學洛杉磯分校，就是那間世界級名校——UCLA對吧？如果能接受這麼厲害的教授指導，肯定會有效果吧？」

「我剛剛已經說過『我保證』了吧？飲食是一輩子都要面對的問題，大家不想解決這個問題嗎？」

「解決飲食問題」這句話像把利刃，狠狠地插進現場五個人的心坎裡。

「廢話，誰不想解決啊！」現場的五個人應該都是這麼想的吧。

「可、可是我已經減肥失敗很多次了……」

睦子語帶哽咽，一邊吸著鼻水，一邊哭哭啼啼。松代小姐一臉慈愛地對她點了點頭。

「請不用擔心，我身為科學家，從來不相信沒有根據的事情。接下來我將傳授各位一套透過科學實證的『腦科學瘦身術』。這套方法與坊間減重術在本質上完全不同，所以不管你過去經歷過幾次失敗，都不用擔心。」

「可是，我真的戒不了口，每次都沒辦法持續忍耐！」

睦子似乎已經完全「放飛自我」，聲嘶力竭地哭喊出聲，但松代小姐還是一臉和藹地回答：「沒錯，忍耐很難。傳統的減重術都主張限制醣質或卡路里的攝取量，卻沒教導限制攝取這些東西的方法，從頭到尾只有一句『努力忍耐』。但我們不可能一直這麼努力，所以從飲食行為學來看，這種減重方式當然行不通，或許這麼說有些極端，但像睦子這樣無法忍耐的行為，才是『正常』的。」

打破瘦身迷思的三個思維

「我長期住在美國，在我的生活環境中，大概每三人當中就有一個人屬於肥胖體型；每三人就有兩人體重過重。據說全世界體重過重的人口超過十億人，所以改善飲食習慣不只是個人的問題，更是不折不扣的社會問題。許多人都在尋找根本的解決之道，而我要教大家的是這些解決方案之中，目前最受到關注的方法。」

她替一頭蓬鬆的金髮撥出線條分明的髮際線，成功引起大家的注意力之後，便一派輕鬆地走到房間角落的白板前，開始寫起了板書，完全是大學教授的架勢。

「我今天不打算上課，但希望能幫助大家透過三種切換視角的方法，揪出那些隱性的『減重偏見』。」

「首先是第一種思維：我們該改變的是『飲食模式』而不是『食物』——這點不難理解吧？大多數人一聽到減重，往往會聯想到『該吃什麼』『哪些是低熱量的食物』『進食的順序』等問題，但真正的問題在於『無意識地持續進食的壞習慣』。各位有沒有這樣的經驗呢？工作一忙，就會習慣在幾分鐘內快速扒完午餐；或是心情煩躁下，就獨自嗑掉一包餅乾。有這類壞習慣的人，通常很難抗拒飲食的誘惑，所以我們才要訓練自己，從正視『飲食』這項行為開始做起。」

經常暴飲暴食的睦子聽得點頭如搗蒜，就連常因工作壓力而在超商「爆買」的我，也覺得這番話說進我的心坎裡。說不定一直以來，我都只想著「該吃什麼」，卻忽略了「該怎麼吃」，也不曾正視過「飲食」這回事。

「第二種思維是要『駕馭』欲望，而不是『壓抑』欲望。關於背後祕訣，剛剛已經說過了，也就是不要一味地忍耐，而是要能學會控制口腹之欲。只要活著，這股欲望就不會消失，所以我們該做的不是正面迎擊欲望，而是學會與之相處，進而妥善控制的祕訣。」

一旁的聖子與阿卓也默默地聽著松代小姐的解釋。拚命壓抑進食欲望而反覆暴食與催吐的聖子，現在在想什麼呢？為了消耗卡路里而瘋狂運動的阿卓，是不是在不知不覺間落入與欲望的纏鬥中了呢？

「最後是第三種思維，我們該滿足的是『內心與大腦』而不是『肚子』——這一點最為重要。飲食之所以會出問題，其實是因為內心沒有得到滿足。有時大腦會誤以為『肚子很餓』，但其實只是『內心』

「腦科學瘦身術」三大思考特徵

① 你該改變的是「飲食模式」，而不是「食物」

② 要「駕馭」欲望，而不是「壓抑」欲望

③ 該滿足的是「內心與大腦」，而不是「肚子」

空虛。只要能學會讓內心感到滿足的方法，飲食行為就會產生本質上的改善，所以我所開發的瘦身術與過往『講求忍耐』的方式完全不同，能夠持續不復胖。也就是說，這種瘦身術將成為大家一輩子的資產。」

內心沒有得到滿足——這不就是在說我嗎？或許我一直都是透過「暴食」滿足心靈的空虛。最明顯的證據，就是每當我被總編那輕蔑的眼神刺傷後，就會忍不住開始暴飲暴食。

「那種夢幻般的方法真的存在嗎？」

聽到阿卓這個問題後，松代小姐的嘴角輕輕上揚，帶有淡淡細紋的雙頰也浮現了迷人的笑容。

「當然有，只要大家肯學。」

●●●

在客廳陷入一片寂靜之際，沒想到阿和居然率先發難。

「我就不用了，想必您一定知道，我的膽固醇是正常人的兩倍，我沒那個美國時間轉換思維，我明天一早就退房！」

阿和丟下這句話之後，便不顧我們的挽留，把自己關進房間裡。

松代小姐靜靜看著阿和離去的身影，表情不起半點波瀾。她說：「那麼，這就表示剩下的各位都自願參加，對吧？」

我開口：「所以呢？我們到底該怎麼做？」其他人聽了我的疑惑也紛紛點頭同意。松代小姐如此回答。

「ＯＫ，時間也差不多了，剩下的我們明天再講。星期六吃完早餐之後，我們在庭院的茶室集合吧！」

STEP 0

大腦喜歡這樣瘦

你多久沒有靜下心，感受一件美好小事？

隔天早上吃完早餐後，我們就前往位於吉布斯庭院的茶室，而阿和似乎也如同昨天所說的，一早就離開吉布斯，大家都不知道他去了哪裡。

話說回來，這座豪宅的庭院真是大得驚人。我已經住在這裡一個多月，卻還摸不透豪宅的環境全貌，當然更不知道外頭還有間茶室。即便對茶道一竅不通，我也看得出來這間木造茶室的設計與作工，足以媲美京都禪寺的茶室。

最令人感動的是，松代小姐居然還為我們準備了和服。看著擺在面前的和服，我和睦子兩人全傻了眼，不知該從何穿起，還好聖子三兩下就幫我們換裝完畢。

我穿的是用高級布料「大島綢」製成的藍色和服搭配水藍色腰帶。

我、睦子及聖子先行進入茶室後，從背後傳來紙門拉開的聲音，沒想到是杉田。不知道是不是因為換上了和服，他看起來格外帥氣。

過了不久，身為主人的松代小姐也進來了。她身上那套繡著咖啡色花紋的白色和服十分時髦，同時散發日式質感。她的舉手投足都優雅動人，讓我驚嘆不已。

我們都對茶道一無所知，只能在松代小姐的引導下戰戰兢兢地品茶。結果睦子才喝了一口，就露出「好苦」的表情，臉揪成一團。她趕緊吃了茶點緩解苦味，卻似乎覺得點心的分量不夠配茶。

•••

所有人品茗一輪後，松代小姐終於開口：

「大家進入這間茶室後，有發現什麼事嗎？朋美你有什麼想法？」

「呃……我覺得很安靜，又有點昏暗，但松代小姐還是很美。」

「呵呵，真是感謝。朋美提到很『安靜』，但你有沒有聽到什麼聲音呢？」

聲音？我閉上眼睛，開始回想。

「這麼說來，松代小姐將水倒入茶釜時，茶釜發出的水聲讓我印象深刻。」

「真棒！你注意到很重要的事。還有嗎？」

阿卓接著說：「對了，松代小姐將茶粉倒入茶碗時，用了茶匙敲了一下茶碗邊緣，那個聲音在整間房間迴蕩，讓人不禁正襟危坐。」

松代小姐用力地點了點頭，繼續問：「那睦子與杉田有發現什麼嗎？」

「嗯……我只聽到肚子在叫而已」

「是、是喔？這也是不錯的發現啦！」

「我察覺到的不是聲音，而是放在壁龕的紅花。由於整間茶室的色調偏暗，所以這朵紅花變得更吸睛，也更加美麗。」

杉田的嗓音溫柔又平穩，讓人聽了就感到很安心。

「說得好！真不愧是熱愛料理的藝術家啊。插在花瓶裡的是當季的紅色繡球花喲。這個空間之中，有很多值得『察覺』的事物對吧？我會再煮一次茶，請各位重新觀察這個房間的各種東西。」

● ● ●

就在這個時候，紙門「唰」的一聲打開，大家回頭一看，沒想到站在紙門那邊的是一位陌生中年女性，而站在這位女性身後的是阿和。

「不好意思，我是和明的老婆，請原諒我家老公這麼任性。能不能讓他回來呢？我家老公的慢性病越來越嚴重，所以我只好把他拉回這裡請求協助。老公，你怎麼這麼任性啦！」

阿和一臉不情願地被老婆推到大家面前。松代小姐笑著說：「當然沒問題，歡迎之至。不過，阿和，這樣好嗎？」

「我也沒辦法啊，媽媽不准我離開這裡，甚至說『再也不讓我踏進家門一步』……」

看來阿和口中的「媽媽」是在說自己的老婆。

「你在胡說什麼啊！給我乖乖待在這裡，改掉飲食壞習慣！」

夫婦倆的對話，聽起來真的很像是媽媽責罵小孩。

不論如何，我們總算又回到了原先的五人編制，也好好享受了松代小姐泡的茶。

我們照著松代小姐的吩咐，集中所有注意力，仔細觀察這間房間的每件事物。我聽到熱水倒進茶碗的聲音，也聽到茶筅攪拌茶粉的沙沙聲，還有茶碗的顏色、捧在手裡的質感、重量與溫度變化，以及茶的香氣與滋味。雖然茶點的分量相當小巧，我仍然集中精神細細品嘗。

在這段樸素又寂靜的時光中，我們注意到許多原本忽略的細節。

誰說正念等於冥想？

「如何？各位覺得茶道有趣嗎？」

換回便服後，我們被領到吉布斯的家庭劇院。松代小姐背對著螢幕如此問道。

這時杉田突然不見人影，應該是去準備午餐了吧。這間家庭劇院的燈光有些昏暗，而松代小姐不知何故，換上一套繡滿亮片的禮服，彷彿眼前即將開演一齣熱鬧的歌廳秀。

睦子回答了松代小姐的問題。

「太讚了！抹茶跟茶點真的很對味！不過茶點分量太少，我喝茶喝到一半就餓了……」

就在大家苦笑之際，松代小姐按下手邊的按鈕，螢幕切換到不同畫面。

MINDFULNESS

螢幕上跳出斗大的英文單字。

「正念」（MINDFULNESS），松代小姐念這個單字的時候，特意將重音放在「M」上，「剛剛在茶室請大家進行的體驗，就是正念喲。」

「我好像在哪裡聽過這個單字耶……」

說這話的是阿和，看來他也很想跟大家打成一片。

「我也有聽過，印象中是冥想的意思對吧？」

我附和了阿和的意見。「正念」一詞近年來非常熱門，只要從事媒體工作，就一定會經常聽到。不過究竟是什麼意思，我也沒有信心能解釋清楚。

「很好！」松式小姐親切地讚許。

「『正念』這個詞彙的確很常與冥想一起出現，但是正念的本質更加單純，就只是『將注意力集中在當下』而已喲。所以剛剛在茶室的時候，我才會問大家注意到哪些事情。」

「將注意力集中在當下啊……可惜我想到半途就開始分神，想著中午要吃什麼了……」

說這句話的果然是睦子。

「是的，『將注意力集中在當下』這件事需要練習。只要一鬆懈，我們的大腦就會徬徨於『過去』與『未來』之間，不斷思考『如果那個時候能那樣做就好了』『那件事接下來會怎麼發展呢？』，陷入惡性循環喲。」

這完全就是在形容我的情況。一直以來，我整天想的都是堤總編的冷言冷語與她的表情，不然就是為了每天的截稿日期而煩惱。我的內心總是在過去與未來之間遊走。

「這畢竟是人類大腦的基本機制，所以就算沒辦法立刻學會控制注意力，也沒關係，只要接受這樣的自己就夠了。更重要的是，當發現自己的內心已經脫離『當下』，開始徬徨於過去與未來之間時，也別急著硬把思緒拉回來。這就是正念的第二個重點。」

「聽起來很像某類宗教或信仰耶，老

正念的兩大重點

① 抱持積極且好奇的心態，留意當下周遭的事物

② 無法將注意力放在當下時也別勉強，坦然接受目前的狀態即可

實說，我對這種事情很沒輒……」

聽到阿卓如此坦白的感想後，松代小姐停頓了一下，才接著開口。

「正念的概念源自東方的原始佛教，所以當然會與茶道有些共通之處，只是當正念流傳到從歐美國家，又被『反向輸入』回來後，最初的宗教色彩就完全消失

正念的效果

①	**提升專注力**	能專注於單一事物
②	**提升情緒控制力**	能控制怒氣、不安等情緒波動
③	**提升後設認知力**	能客觀判斷狀況
④	**提升免疫功能**	增強抵抗力，降低感冒等感染病毒的風險

＊除了上述效果之外，正念還能減緩大腦因老化而萎縮的速度，並提昇大腦的記憶區塊密度。目前已有許多學術研究報告證實效果。

了。

「不只如此，許多腦科學、醫學、生理學、精神醫學、心理學專家都在研究正念，正念的各種效果也因此一一得到科學驗證，所以絕不是毫無依據的勵志觀念而已。」

科學證實近90%高效的瘦身術

「還真是有很多效果啊……所以正念也有助於減重囉？」

擅長舉一反三的聖子如此問道。

「沒錯！我最近就是在ＵＣＬＡ研究這個主題喲。正念也能有效改善飲食行為，這方面已經累積許多學術上的實證研究，而我也根據這些研究成果，發明出究極的『腦科學瘦身術』！」

說到這裡，站在螢幕前的松代小姐雙眼變得閃閃發亮，講解的語速也變得更快。

「確實很多研究指出正念有助於瘦身，根據這些研究的整合分析結果，有八六%研究證明『正念有改善飲食行為的效果』[1]。這打擊率有多高，應該用不著我多做解釋了吧？

「其中也不乏非常有趣的研究喲，例如有個實驗是『飢餓學生的餅乾實驗』。這項研究找來一百位以上處於空腹狀態的學生，提供巧克力餅乾並觀察他們的行為。在過程中發現，沒有練習過正念的學生，比練習過正念的學生吃了更多餅乾。若以卡路里計算，前者攝取的卡路里是後者的六十倍，由此可以看出明顯的差異[2]。此外有報告指出，持續進行七至八周的正念練習，能有效減少情緒性進食的次數[3]，其他研究也證實正念能降低進食的欲望[4]。」

「巧克力餅乾就真的很好吃啊……」睦子的反應總是不會讓人失望。「如果我也練習正念的話，應該可以少吃一點巧克力吧？」

松代小姐曖昧地笑了笑，繼續講解：「有份研究針對近兩百位動不動就吃甜食、導致罹患肥胖問題的人進行調查，結果發現正念有助於改善飲食上的壞習慣。持續練習正念，可以減少甜食的攝取量，也能降低血糖值[5]。」

「可是我不覺得這能解決慢性病的問題耶……」提出這個疑問的，正是中廣身材的阿和。

「其實很多報告證實這個方法能改善肥胖與慢性病，例如『新英格蘭家族研究』（New England Family Study）長期追蹤四百位實驗對象從出生開始的數據，結果指出，正念等級較高的人，腹部周圍的脂肪也比較少，而這個位置的器官正是造成慢性病的兇手。還有研究指出，即使是基因導致代謝出問題，正念也能達到一定程度的效果，這是因為一般認為，肥胖會造成身體慢性發炎，而與發炎現象相關的基因（RIPK2、COX2）可在練習正念之後減少[6]。

「太過艱深的內容就先說到這裡。總之已有資料證實，長大之後才

1 O'Reilly, et al. (2014); Manwtzios & Wilson (2015)
2 Marchiori & Papies (2014)
3 Alberts, et al. (2010); Alberts & Raes (2012)
4 Mason, et al. (2016)
5 Mason, et al. (2016)
6 Kaliman, et al. (2014)

變胖的人，正念等級通常比較低，比較沒辦法將注意力放在當下。」

「長大之後才變胖的人」……這是在說我吧？總編在看了我五年前的照片後脫口而出的那句「朋美以前好瘦啊」，突然閃過我的腦海。一旁的阿和也沉默了下來，露出若有所思的神情。

跨時代的飲食革命

「不過，大家最關心的還是能不能變瘦吧？」

聖子冷靜地指出重點，但明明她的身材就已經苗條得無可挑剔。這提問真是問得我、睦子與阿和這胖胖三人組啞口無言。

松代小姐撩起一頭蓬鬆的金髮後，緩緩地立起食指。

「嗯，當然是這樣沒錯。老實說，我向來不相信那些只講求體重或ＢＭＩ的減重術，但科學最重視的就是數字，所以這部分也有不少資料加以佐證[7]。

7 根據 Mantzios & Wilson (2014); Manson, et al. (2016) 之研究結果，發表於 Society for Behavioral Medicine 3/2017

比方說，有個實驗將女性受測者隨機分成兩組，其中一組接受正念訓練，另一組則什麼都不做，之後比較她們的體重與BMI等數據[8]。由於是隨機分組，所以可信度非常高。該組接受每次兩小時、總共四次的正念訓練之後，BMI值平均降低四%，體重平均減輕兩公斤，理由是暴飲暴食的次數減少了。」

「真的可以瘦下來耶！好棒！」

被松代小姐形容為「快得厭食症的運動狂」的阿卓，聽到這裡，眼神像是如獲至寶般地發亮。不過，松

何謂 BMI？

$$\text{體重（kg）} \div \text{身高}^2\text{（m）}$$

上述公式可算出身體質量指數（Body Mass Index）。該指數除了體重之外，更透過身高進行加權計算，更具有醫學依據。

BMI 超過 30 的話，會被歸類為「肥胖」（身體囤積過多脂肪的狀態），若超過 25 則會被分類為「過重」。一般認為，在日本每十人有一人被歸類為肥胖，每兩人有一人被歸類為過重，此數值遠比美國來得低，所以也有人認為應該另外設定一個適合亞洲人的 BMI 標準。

代小姐接著說了個但書。

「不過呢，腦科學瘦身術的目的不只是『減重』，請大家千萬不要忘記這點。研究指出，有些人持續練習三年正念，體重才得以維持穩定[9]。可見正念也有『維持體重』的效果，而這點與傳統的瘦身術有著本質上的差異。」

「腦科學瘦身術的重點就是——」松代小姐似乎準備要進行總結。

「改變大腦，而不是改變體態或體重。健康、苗條的身材、正常的體重，都只是改變大腦後隨之而來的結果，所以嚴格來說，腦科學瘦身術或許不該稱為瘦身術，因為這種方式是超越瘦身的飲食革命。

「如果你覺得現在的自己太胖，那都是因為你有個『易胖腦』。假如不先改造大腦，那麼再怎麼減肥，也無法從根本改善，還會周而復始地復胖，讓人挫折不已。

8 Tapper, et al. (2009)
9 Van De Veer, et al. (2015)

「不知道大家有沒有聽過大腦的『可塑性』呢？人類的大腦可透過持續的刺激而改變，而正念可帶來有效的刺激。只要實踐腦科學瘦身術一陣子，大家的大腦一定會一點一滴地改變，還請期待。」

● ● ●

聽到這裡，我們五個人都默默沉浸於感動的氛圍。明明什麼都還沒開始，卻彷彿已經看到理想的自己，松代小姐的課程就是有這種不可思議的力量，真不愧是在世界知名大學任教的老師啊。

「午餐準備好囉！」

回過神來，才發現杉田已經站在家庭劇院門口。

「太棒了！我快餓死了！」睦子興高采烈地說道。

糖與古柯鹼，哪個更讓人快樂？

一走進飯廳，映入眼簾的是杉田為大家精心準備的料理，松代小姐也一起就座用餐。早餐與茶室的正念體驗課程結束後，我們足足上了兩個多小時的課，所以時間已接近下午兩點。肚子餓得咕咕作響的大家一臉喜滋滋地吃著飯。

席間，松代小姐開口說道：「杉田的料理真的太棒了！話說回來，睦子你覺得吃東西時的心情怎麼樣？」

「超棒的啊！」睦子總是一副開心的模樣。

「對吧？那如果一直不吃東西會怎麼樣？」

「會很煩，覺得內心空虛，嘴巴很癢！」

松代小姐對睦子的回答用力點了點頭。

「對，應該每個人都有類似的經驗吧。請大家務必記得，大腦會認定飲食是一種很『快樂』、很『爽』的感覺喲。在賭博時中大獎、去水療中心按摩，或是在做愛的時候，大腦都會有類似的感覺。其實在進食的時候，大腦的快樂中樞也會被刺激喔。」

「快樂中樞？」

「就是大腦覺得『很爽』的部位。吃進肚子的食物會轉換成醣質，也就是所謂的砂糖，而這種醣質很賊，會一直針對大腦的快樂中樞給予刺激。說得專業一點，就是大腦的腹側被蓋區會不斷受到刺激，與這個區塊相連的依核會因此大量釋放『多巴胺』這種腦內物質，這種物質也被稱為快樂的泉源喲。[10]」

回過神來，松代小姐又開始講課了。才剛吃完午餐，就直接坐在原位上減肥課，還真是不可思議的體驗啊。

「可以刺激快樂中樞的東西有很多種喔，例如香菸、酒精、古柯鹼、毒品。除了這些物質之外，購物、社群網站、電動都有類似的效果。」

「哎喲，毒品好可怕喔！」阿卓嬌滴滴地嚷嚷。

「那我要問問大家，」聽完阿卓的意見後，松代小姐問道：「大家覺得砂糖與古柯鹼，哪一樣的快樂度比較高？」

聖子率先搶答：「當然是古柯鹼！」發現大家的視線突然落在自己身上後，她慌慌張張地澄

10 Brewer, et al. (2014)

何謂快樂中樞？

食物的醣質會刺激大腦的腹側被蓋區，導致與這個區塊相連的依核分泌多巴胺（腦內物質），形成所謂的連鎖反應。

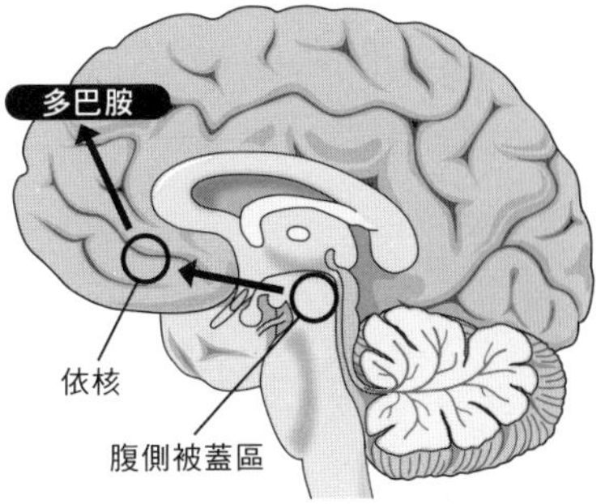

清：「啊，話先說在前頭，我沒吸過毒喔！」

「聖子，正確解答是砂糖喲。某個白老鼠實驗指出，砂糖比古柯鹼更能迅速創造快樂[11]。

「這答案或許讓人意外，但請大家仔細想想，飲食對我們與其他生物而言，是最重要的事情對吧？所以大腦為了避免我們忘記進食，才會將飲食這件事與『很爽』的感覺緊緊扣在一起！」

松代小姐越說越激動，簡直像一發不可收拾的洪水。

「即便如此，傳統的瘦身術卻忽略這一點，一會兒限制卡路里的攝取，一會兒不准我們攝取醣質，這等於忽略了『飲食＝很爽』的大腦基本機制。當然，減少攝取卡路里的話就會變瘦，這道理連小朋友都懂。可是，卻沒人告訴我們，該怎麼平息飲食的欲望。

「傳統的瘦身術只會告誡『要靠意志力撐下去』或是『只要夠自律，就一定會成功』而已。這簡直就是在『拷問』大腦。就是因為這種四不像的瘦身術到處橫行，肥胖才會成為美國的社會問題。」

11 Ahmed, et al. (2013)

「難瘦的腦」是怎樣養成的？

「這還真是蛋生雞、雞生蛋的問題啊！」聖子喃喃自語：「沒想到讓我們賴以維生的飲食行為，居然把我們玩弄於股掌之中……」

松代小姐的眼睛突然變得炯炯有神。

「這才是真正的重點啊。我們活在食物唾手可得的時代對吧？所以就某種意義而言，我們等於處在一個『快樂中樞會因為不斷吃喝而失調的巨大風暴』中。舉例來說，假如把『餓的時候才吃適當分量』的飲食方式比喻成正常的駕駛方式，那麼我們現代人的快樂中樞早就已經『脫軌』了。快樂中樞之所以會脫軌，全是因為我們駕駛的車子有兩個輪胎出問題了。一個是『習慣』，另一個則是『成癮』喲。」

松代小姐走到飯廳的白板前，寫下「習慣、成癮」這幾個字。

●
●
●

「我們有時候會因為壓力而心煩意亂對吧？如果這時候吃了甜食，心情變好，就代表快樂中樞受到刺激，此時大腦就會記住『壓力↓甜食↓心情變好』這個模式。等下次又感受到壓力，我們就會想起這個模式而不自覺地想吃甜食。長此以往，『壓力↓甜食↓心情變好』各要素之間的相關性將越來越強，漸漸就會為一種『習慣』。人類的行為往往就是這樣轉化為習慣。

「另一個『成癮』則是在大腦想要『更濃烈的快樂』時，會發生的現象。長時間接受相同程度的刺激後，快樂中樞會漸漸習慣這種刺激，無法從中感受到快樂，所以為了得到更強的刺激，就只能不斷提高用量，最終形成惡性循環，這就是腦科學的機制。毒品、香菸是最典型的成癮案例，但每天過度飲食的人，快樂中樞也很有可能產生這類變化喲。」

「嗚喔喔喔喔喔！」

如猛獸般的嘶吼聲響徹房間，原來是睦子又在大哭大鬧了。

「我、我就是那個大腦脫軌的人啊……我就是因為見不到翔介，才會壓力大到狂吃巧克力。只要吃了巧克力，真的會變得比較冷靜，所以才一口氣買一堆。

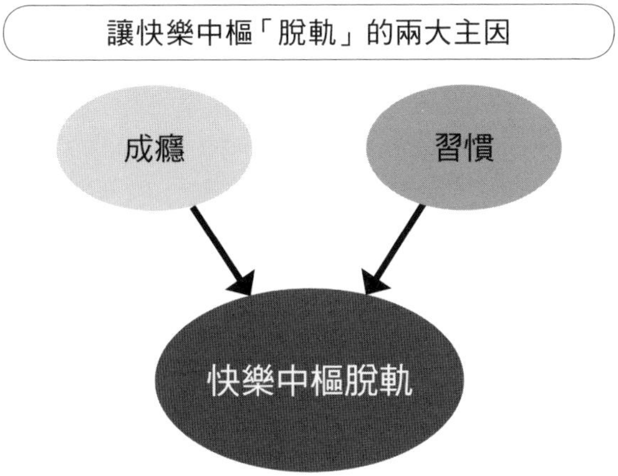

明明剛開始吃一包就夠了，但最近偶爾會吃到三包。同時有習慣與成癮問題的我，看來是減肥無望了啊！」

睦子自暴自棄的模樣，真的讓我感到很心痛。儘管我的情況沒有那麼嚴重，但大腦肯定也發生了同樣的問題。不，不只是我，乍看之下，五位入住者的飲食問題雖然各不相同，但一定都是因為「習慣」與「成癮」這兩個輪胎壞掉而導致「脫軌」，在求助無門下，最終才會來到「吉布斯」。

腦科學瘦身術只要五步驟

松代小姐等睦子平靜後，繼續說道：

「睦子，謝謝你聽懂了我所講述的內容。你說的完全沒錯，你的問題並不是吃太多這件事本身，而是習慣與成癮。

「不過，能像這樣正視發生在自己身上的問題，就已經是一大進步了喲。你現在已經知道，瘦不下來與缺乏自律或意志力薄弱並沒有關聯，所以也就不會再做那些光靠努力或毅力維持的蠢事了！」

睦子緩緩地抬起頭，想必是對松代小姐的話語產生了共鳴。

「我已經充分理解腦科學瘦身術有多厲害了，」這次又是阿和打破沉默，「那麼，快教我怎麼做吧！」

雖然阿和還是一如往常地不識相，但正如他所說，我心中那股想快點了解腦科學瘦身術的好奇心，早就按捺不住了。

「當然可以啊！」松代小姐露出了少女般的燦爛笑容，「不過今天似乎說太多了。一來有點吃太飽，二來也還沒擺脫時差的影響，每到了下午我就會很想睡，所以今天先講到這裡。大家還記得昨天提到的腦科學瘦身術三大重點嗎？接下來會把這三個重點拆成五個步驟，敬請期待！那麼，大家午安囉。」

松代小姐把一張紙交給阿卓後，便走出飯廳，只剩我們愣愣地留在原地。那副具有學者風範的知性模樣，以及高雅從容的貴婦姿態——這兩者之間的落差，讓我們五個人為之深深著迷。

腦科學瘦身術的五步驟

PHASE 1
飲食改善階段
BEHAVIOR

該改變的不是吃什麼，而是怎麼吃

擺脫猶如「自動駕駛」的習慣模式

- STEP 1 飲食改善方法 基礎篇
- STEP 2 飲食改善方法 進階篇

PHASE 2
欲望管理階段
CRAVING

駕馭而不壓抑

不要用毅力對抗成癮狀態下的欲望，而是要駕馭欲望

- STEP 3 欲望管理方法

PHASE 3
自我充實階段
FULFILLMENT

該滿足的不是肚子，而是內心與大腦

找出「不滿足」的原因，正確地滿足自己

- STEP 4 自我充實方法 基礎篇
- STEP 5 自我充實方法 進階篇

STEP 1

想吃，不代表要吃——飲食改善方法【基礎篇】

別讓你的食欲進入「自動駕駛模式」！

隔天，也就是星期日的下午，我們五個人被叫到廚房。每位入住者都是第一次走進吉布斯廚房，與想像中不同的是，這間廚房約有十坪大，而且擺滿了亮晶晶的最新設備，簡直就是在雜誌才看得到的夢幻廚房。

「喲，杉田今天更有男人味了呢！」

阿卓看到戴著廚師帽的杉田之後，拋了個媚眼。個子高挑的杉田，換上白色廚師服後看起來的確是有模有樣，與平時判若兩人。

「大家都到齊了吧？」門口傳來這句話，原來是松代小姐來了。不知何故，她也換上了帶有荷葉邊的圍裙，該不會連這件圍裙都是特意訂做的吧？

「今天要請大家一起下廚！」

「蛤！」聽到這令人意外的消息後，我們不禁發出哀號。

「我是很愛吃，但很討厭下廚啊！而且杉田煮的飯好吃多了。」向來有話直說的睦子搶先發難，而其餘入住者也紛紛點頭表示贊同。

松代小姐似乎早就料到這種反應，所以睦子一說完話，就立刻將圍裙發給我們，完全不讓我們有機會繼續抱怨。

「大家還記得昨天教的事情吧？我們的飲食生活很可能因為某些習慣與成癮症而『脫軌』了，所以這時候要從改變習慣做起。習慣通常是不知不覺養成的，換言之，大家往往會在『自動模式』的狀態下吃東西，也就是沒有將注意力放在眼前的食物。這種未能將注意力放在當下的現象，與理想的『正念』狀態相去甚遠喲。」

仔細想想還真是如此。有情緒性進食毛病的我，雖然吃得很多，但往往不記得吃了什麼，總是一邊思考其他事情，一邊像是開啟「自動駕駛」模式般，將食物一個個塞進嘴裡，回過神來才發現吃太多。

「第一步要請大家練習將注意力集中在食物上，就像昨天在茶室做的那樣。這麼一來，你跟食物之間的關係也會慢慢改善喲。這項練習的第一步就是『正念烹調術』。」

松代小姐的話音剛落，杉田就端來一口裝滿水的大鍋子，裡頭還盛著暗紅色的東西。

「這是紅豆喲，接下來要請大家做『紅豆餡』。這些紅豆已經事先浸了一整晚的水。」

「蛤？這是鮟鱇魚嗎？能吃嗎？」睦子似乎沒聽懂。[1]

聖子聽到松代小姐的提議後，似乎想到了什麼，於是直接忽略睦子的發言，向松代小姐提問：「這是電影《戀戀銅鑼燒》裡頭的甜點對吧？我記得這是一部由河瀨直美執導、講述銅鑼燒專賣店的故事。」

「正確答案！姑且不論導演本人是否對正念有所研究，但這部電影的內容完全吻合正念的理念，所以我希望大家也能試著像電影中的角色一樣，用心熬煮紅豆餡。」松代小姐一臉開心地回答。

● ● ●

「第一步，請大家先仔細觀察紅豆。」

鍋中水面浮著一顆顆色澤優美的暗紅色紅豆，隨波浮沉的模樣讓人越看越著迷。從廚房窗戶射入的陽光，讓紅豆閃耀著迷人的光澤。此外，據說這口大鍋子的材質也大有來頭，是由銅與錫製成的。

「這些是嚴選大顆粒的北海道十勝紅豆，可說是最頂級的紅豆

1 編註：日文「紅豆餡」（あんこ）音近「鮟鱇魚」（あんこう）。

喲。」

在遙遠的十勝採收、篩選、運送到東京，再放進眼前的鍋子裡……我不禁想像起紅豆千里迢迢，來到我面前的過程。

杉田開火煮沸紅豆後，將紅豆倒入篩網，再以冷水仔細搓洗。據說這個步驟叫作「去澀」。倒入一鍋全新的水後，鍋中發出令人心曠神怡的「嘩啦嘩啦」聲響。以中火熬煮數小時的過程中，我們不時豎起耳朵傾聽鍋中的聲音，並觀察表面漸漸變得鬆軟的紅豆……

過了一會兒，廚房裡的每個人都發現蒸氣的味道變得不一樣了，這時就表示該關火，讓紅豆悶煮一下。接著為了避免煮軟的紅豆破裂，必須以細長的水柱清洗澀味的來源物質，再以大火熬煮數小時。此時為了避免紅豆煮焦或煮破，還得以木製鍋鏟輕輕地持續攪拌。最後轉成小火，用手捏一團麥芽糖放入鍋中，煮到紅豆餡變得黏糊稠密為止。如此一來，「吉布斯特製紅豆餡」就完成了。

「大家覺得正念烹調術有趣嗎？」

老實說，大家都累壞了。進入廚房的時候才剛過中午，現在外面天色都變暗了。

「真是沒想到煮個紅豆也這麼費工。」

我坦白地說出感想後，松代小姐露出了滿足的笑容。

「就是啊，平常以『自動駕駛模式』吃飯的我們，很容易忘記吃進嘴裡的食物經過了哪些烹調步驟，何況我們隨時可以在超商買到銅鑼燒與蜜豆冰這些甜食。正念烹調術就是要讓大家透過料理，觀察食物是怎麼做成的。自己下廚，也就會自然留意到食物的來源，對吧？」

瘦身從「開動前三十秒」開始

杉田將我們熬煮的「紅豆餡」煮成紅豆湯，盛在高級的漆器碗中，送到我們眼前。或許是因為空腹的關係，從湯面緩緩升起的香甜蒸氣真令人欲罷不能。

「哇！我要開動了！」

「請先等一下！」

正當睦子急著開動的時候，松代小姐突然喊停。

「開動之前，有件事情希望大家先做。那就是『開動儀式』喲。」

「開動儀式？」

「大家都想要改變習慣對吧？好不容易透過正念親手製作了紅豆餡，要是立刻就開動，結果豈不是一樣？所以希望大家在開動前，預留『三十秒』的時間。」

松代小姐要求我們在開動前等三十秒，並進行以下步驟。

「第一步是先想想現在要吃的食物，不妨在心裡默念『接下來要喝一碗紅豆湯』，接著仔細觀察食物的外觀與香氣，還要想想這個食物是怎麼來到面前的。例如，碗裡的紅豆是怎麼從北海道運來東京的呢？煮紅豆湯的人又是怎麼樣的人呢？」

我閉上眼睛，回想起製作「紅豆餡」的過程，想像紅豆慢慢變化的模樣。我想到熬煮之際的氣味與觸感，也想到大家一起熬煮的回憶。睜開眼睛之後，發現表面富有光澤的「紅豆餡」特別迷人，與超商賣的紅豆餡完全不可同日而語。

「接著緩緩地呼吸幾次。不用深呼吸，只要試著讓注意力從食物轉移到自己的呼吸，再轉移到自己的身體，感受一下肚子有多餓、有多空？假設最餓的空腹程度是十，那麼現在的空腹感又是多少？」

我原本以為自己已經餓到不行了，但可能還不到「十」的程度。當我發現這件事，就覺得剛剛餓得前胸貼後背的感受，似乎沒那麼難捱了。

「接著請將注意力從自己的身體轉換到紅豆湯。當你仔細觀察紅豆湯時，身體有什麼反應嗎？聞到紅豆湯的味道時，又有什麼感覺？請大家用心體會感官的變化。」

當我將注意力移到香甜的氣味後，感受到肚子正在蠕動，嘴巴也不知不覺分泌了大量唾液。看來身體正在告訴我「好想趕快進食」。

「原來如此，用餐的時候，身體會有這些反應啊。」

阿卓突然如此喃喃自語。

「身體感受是大腦反應的最前線，而且非常誠實，但是當我們切換成『自動駕駛』模式，就很難發現這類變化，所以我才說，只要先專注於覺察就好，一切都從覺察開始。」

松代小姐說這段話的時候，聲音和緩又平靜。

「最後問問自己『為什麼會想喝這碗紅豆湯？』一定不會只有肚子

餓這個理由喲。完成上述儀式後，大家一定想嘗嘗眼前這碗紅豆湯到底有多好喝，對吧？而且不只是為了填飽肚子，還對這碗紅豆湯的味道很好奇。建議大家先從這種內省開始做起。」

「喔，這樣很棒耶……但，變得更想吃了啦！」

睦子用幾近哀求的聲音說著。經過上述前置作業，這碗紅豆湯果然是前所未有的美味。或許會有人說，花這麼多工夫喝一碗紅豆湯，當然會感到特別美味，但無可否認，這也得歸功於開動儀式的效果。

松代小姐放下湯匙，雙手合十說道：「很好吃對吧？要脫離慣性導致的『自動駕駛』模式，祕訣就在創造留白。也就是在食物端上桌與開動之間，以及在細心地烹調食物到正式開動之間留下空檔。留白就像煞車一樣，大腦的『自動駕駛』模式難以在這種情況下發揮作用，因此只要一踩煞車，就有機會解除自動駕駛模式，也就有空檔透過正念集中注意力。」

開動儀式

① 用餐前，先讓情緒平靜下來。

② 仔細觀察食物，想像食物的「來源」（①加②可在三十秒之內完成）。

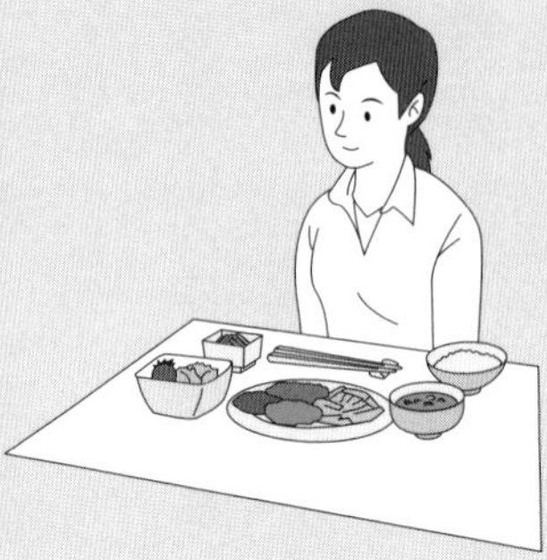

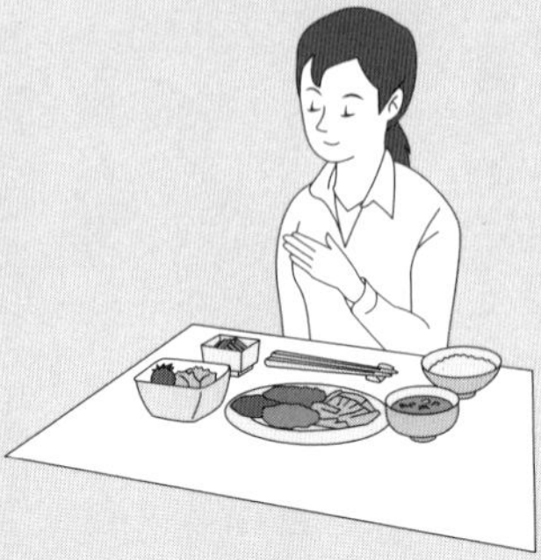

③ 注意呼吸的節奏，感受身體的反應。

④ 詢問自己：「1到10分，有多想吃這道菜？」（空腹儀錶）。

⑤ 觀察食物的外觀與香氣後，確認身體的反應。

⑥ 回想「為什麼會想吃這道菜？」

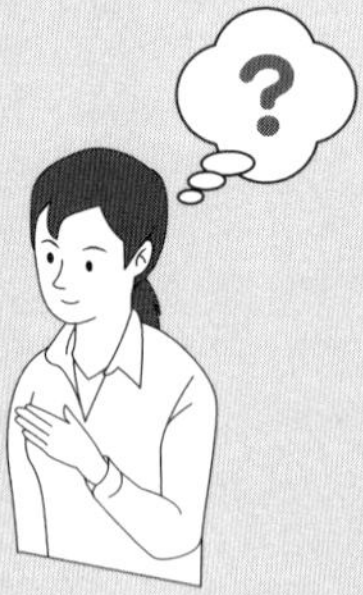

由伊丹十三執導的名作《蒲公英》是一部經典的美食電影，片中，擁有四十年拉麵品嘗資歷的專家會在開動之前，先仔細地鑑賞拉麵，這個過程與上述的開動儀式相似。

改變飲食方式的祕訣 1

吃什麼？What to eat?

① 留意食物的性質（是甜食？碳水化合物？或單純是愛吃的東西？）以及分量。

② 利用五感，觀察食物的外觀、氣味、味道、口感。

③ 想像食物的來源（產地、生產者）、運輸路線、烹調過程（烹調手法與廚師的心意）。

④ 注意食物之間的差異。

以前怎麼吃，現在就怎麼活

星期一的晚餐時間，大家在餐桌前坐定後，卻沒看到松代小姐出席。我們嘗試了昨天學到的開動儀式，在吃飯前預留三十秒進行自我問答。這確實發揮了不小的作用，至少我發現過去自己未曾仔細體會過「進食」這件事。

• • •

隔天早上走進飯廳，發現松代小姐已經在那兒等待大家。

「早安，我聽杉田說了，昨天晚上大家都有好好執行『開動儀式』，真是太棒了！」

「謝謝松代小姐，不過睦子最後還是猛吃了一頓，那吃相簡直像是盯著眼前的食物，卻被命令不准吃的狗狗一樣。」

阿卓開玩笑地說著，松代小姐則以一副「正合我意」的表情點了點頭。

「所謂開動儀式，就是要訓練大家從現在開始注意自己正在『吃什麼』。不過關於『怎麼吃』，則還有改善的空間對吧？今天就是要告訴大家，接下來的飲食改善提案。

「比方說，睦子或阿和的狼吞虎嚥和暴食行為，都需要改善。明明用餐前進入了正念的狀態，卻在開動後一口接一口將餐點扒進嘴中，一切豈不是又回到原點了嗎？日本有個很棒的文化叫作『停筷』，大家不妨試著每吃一口，就把筷子放下來，暫停一下。

「其實除了睦子之外，喜歡邊看手機邊吃飯的阿卓，或是邊吃飯邊想著工作煩惱的朋美，都有『吃飯不專心』的壞習慣。如果沒有將注意力放在『該怎麼吃』這件事，就會不知不覺地切換成猶如自動駕駛的飲食模式喲。如果因為工作太累，沒辦法集中注意力，不妨試著專注於食物的香氣就好。」

松代小姐到底是怎麼知道這些事的啊……我昨天的確因為又被堤總編念，所以吃晚餐時心不在焉。

松代小姐繼續說：「聖子也別一直在意卡路里或體重，而是要好好地品嘗別人精心準備的料理，注意酸、甜、鹹、苦、鮮這些味道之間是否協調，又是怎麼刺激味蕾的。」

聖子的食量確實比先前減少許多，大概是因為吃飽後無法再去廁所催吐的緣故吧。

● ● ●

「話說回來，今天要請大家練習這個。」

松代小姐說完這句話，隨即拿出一個比火柴盒大一點的盒子，盒子表面印著英文品名「Golden Raisin」。

「這是加州的黃金葡萄乾，大家一起嘗嘗看吧，不過別只是當成在吃點心，而是要練習將注意力放在進食這件事喲。」

我們每個人都只分到一粒琥珀色葡萄乾，這讓原本很雀躍的睦子頓時像是被潑了一盆冷水。

「睦子，還不能吃喔，要把自己當成第一次看到葡萄乾的人，仔細觀察手上的葡萄乾。請把葡萄乾放在手心上，仔細地觀察看看，這顆葡萄乾是什麼顏色？什麼形狀？重量有多重？表面有沒有凹凸不平的皺紋？在掌心滾一滾，是不是會發現葡萄乾的表面黏黏的？用手指捏的時候，能不能感受到彈性？

「也要記得聞一聞葡萄乾的香氣，應該會聞到淡淡的香甜氣味才對。試著拿到耳朵旁邊，用指尖搓一搓，聽聽看會發出什麼聲音，用手指敲一敲的話，應該又會聽到不同聲音吧？碰到嘴唇的時候，會有什麼觸感呢？與手指的觸感又有什麼不同？重點就在於，要對手上這顆葡萄乾抱持無窮的好奇心，為此必須全面啟動五感，將注意力集中在葡萄乾上面。」

大家雖然一臉疑惑，卻還是照著松代小姐的方式觀察葡萄乾。我從來沒有在吃葡萄乾前先聞一聞味道，但葡萄乾的確散發著淡雅的甜香；我也發現葡萄乾一碰到嘴唇，口中就開始分泌唾液，同時，還聽到睦子的肚子「咕嚕」地叫了一聲，在場的每個人都差點笑了出來。

松代小姐則是不以為意地繼續說：「是時候把葡萄乾放進嘴巴了，可是還不能咬下去喔。把葡萄乾放進嘴巴的時候，使用了手臂哪些肌肉呢？接下來請把注意力放在嘴巴裡面，試著體會葡萄乾碰到口腔黏膜與牙齒的觸感。這時候，味覺應該有所反應才對，應該會嘗到淡淡的甜味吧？香氣跟剛剛又有什麼不一樣呢？」

我還是第一次在吃東西時觀察手臂肌肉的變化。這個已經做過幾萬次的動作，早就已經習慣以自動駕駛模式執行了。

「接著請大家慢慢地咀嚼葡萄乾吧。感覺如何？很有彈性嗎？咬開

飲食訓練

飲食訓練可利用各種食物或餐點進行，但最簡單的方法就是用葡萄乾來練習。

① 將注意力放在食物的觸感上。

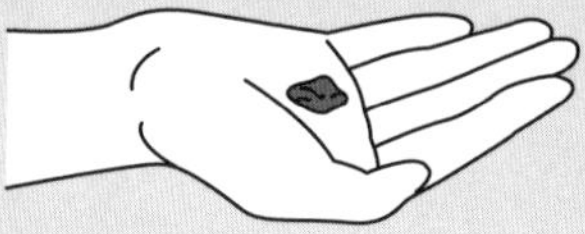

② 接著觀察食物的外觀、氣味、接觸手的聲音、接觸嘴唇的觸感。

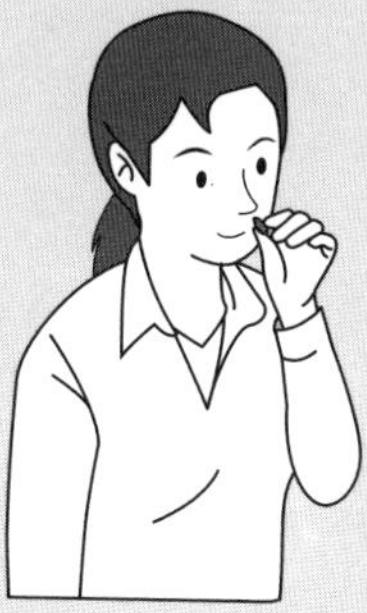

③ 試著將食物放進口中，體會舌頭的觸感與唾液分泌的方式。

④ 試著咬一咬食物，將注意力放在口感與味道，也可以試著想想口中的食物是怎麼製造的。

⑤ 將口中的食物吞下去，同時注意食物經過喉嚨與食道的感覺。

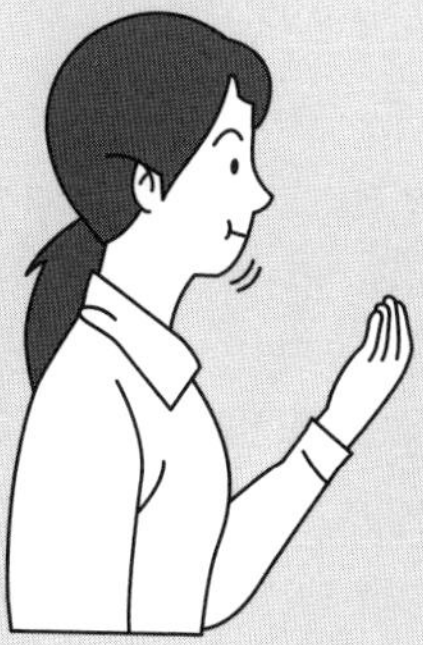

⑥ 留意食物下肚後，身體增加的重量感。

葡萄乾後的味道怎麼樣？跟之前的甜味有什麼不一樣？軟不軟？黏不黏？口腔裡的味道與口感又有什麼不同？請大家用心體會這些事情。仔細咀嚼後，身體應該就會準備開始吞嚥這顆葡萄乾了，請大家一一觀察這些身體的變化。最後，請緩緩地吞下這顆葡萄乾。有沒有感受到這個被咀嚼的葡萄乾，正緩緩地經過喉嚨、食道，最後抵達胃部呢？」

我照著松代小姐的指示咀嚼之後，葡萄乾的果香味與自然的甜味慢慢地於口腔擴散，從未體驗過的芳香也從鼻子輕輕竄出。

接著，沒想到杉田也開始負責解說：「黃金葡萄乾選用了非常特別的葡萄及處理方式。我們把開始發酵之際的香氣稱為芳香（Aroma）；將發酵過程中的香氣稱為醇香（Bouquet），若是利用上述的方式品嘗，會比較容易感受到這兩種香氣的差異。」

「最後……」松代小姐邊觀察大家的進度，邊這麼說：「請大家將注意力放在『多了一顆葡萄乾重量』的身體感受。」

對體重非常敏感的阿卓整張臉皺在一起，看起來有話想說，卻還是把話吞回肚子裡。

「這項訓練有助於改善飲食，連知名大公司Google也在採用。使用葡萄乾來做這道練習時，就會直接稱為『葡萄乾訓練』喲。

「練習時，大家想必會質疑『幹嘛叫我做這些奇怪的事情啊？』不過，一旦發現自己的精神渙散，就要把注意力拉回食

改變飲食方式的祕訣2

怎麼吃？How to eat?

① 在正式開動前預留一點時間（可試著執行開動儀式）。
② 遠離手機或電視，不要邊吃邊做別的事。
③ 不要吃太快（可試著每吃一口，就放下筷子一次）。
④ 如果發現思緒很亂，就將注意力拉回食物（飲食訓練）。
⑤ 盡可能與別人一起吃飯。注意別人的用餐方式也可以收斂心神。如果能愉快地聊天，用餐的滿意度也會提升，形成良性循環。
⑥ 自己煮飯與收拾善後，掌握整個用餐的流程。

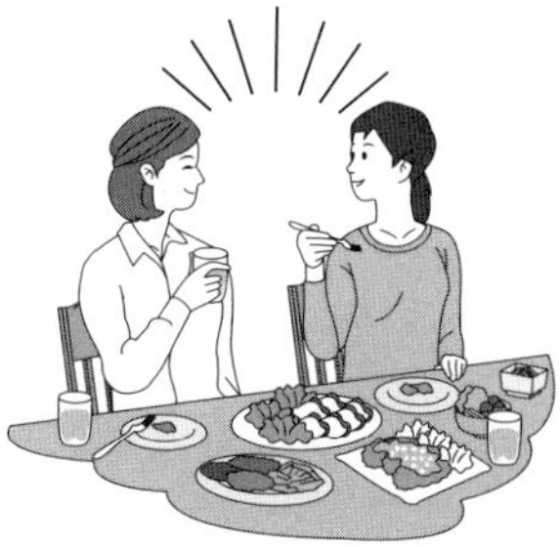

物。行有餘力的話，請試著將自己的用餐模式寫在筆記本裡。簡單來說，就是準備一本『飲食日記』。記錄時可別只寫下吃了什麼，還要試著描述吃的方法。有學術報告指出，將注意力放在用餐方式，能有效維持體重喲。」[2]

2 Mantzios & Wilson (2014)

是真的餓了，還是嘴巴太寂寞？

隔天開始，大家花了比平常更長的時間好好吃飯。畢竟除了開動儀式之外，還要再加上飲食訓練，所以時間當然會拉得很長。

在那之後，最令我驚訝的發現是，原來自己在用餐時總是充滿了「雜念」。我之前都不知道在吃飯的時候，我的大腦有大半時間都為了一堆瑣事而煩惱，就連進行飲食訓練時，也常常一不小心就會想起白天被堤總編碎念的事，或是她那張撲克臉。沒想到「集中注意力」是這麼難的一件事。

更讓人大受打擊的是，即便付出這些努力，我跟睦子的體重卻沒有任何下降跡象。

其實會這樣也很正常。開始飲食訓練幾天後，某天夜裡，我聽見有人來敲我的房門。打開房門一看，站在門外的是睦子，當時已經超過晚上十點了。

「你不覺得杉田準備的餐點分量實在太少了嗎？我雖然可以慢慢吃啦，但一到晚上就覺得肚子好餓……」

睦子提議偷偷溜出「吉布斯」，去外面找宵夜吃。我本來不想跟著去的，但那天剛好又被總編念，心情也亂糟糟的。一回神，我們兩個已經走在繁華的東京惠比壽街頭了。

我們看到拉麵店「AFURI」，就立刻衝了進去。這間店的招牌餐點是柚子鹽味拉麵，湯頭飽含清香的柚子風味，細麵的口感更是一絕。隔天晚上，我們又溜到位於目黑區的「麵屋維新」，吃了特製醬油拉麵。香醇的湯頭、雞肉叉燒與餛飩，形成了絕妙的組合。

然而，食物越美味，罪惡感就越深重。

某天晚上，我們五個人一如往常地在飯廳吃晚餐時，松代小姐出現了。看來她並不是隨時都在吉布斯，有時候會消失幾天，有時候又會像這樣突然出現。

松代小姐很懂得讚美別人。她的笑容非常可愛，讓人完全無法聯想到她的實際年紀。每次被她這樣鼓勵，就會覺得自己一直在進步，但也因為這樣，罪惡感彷彿千根利針，不斷刺痛我的胸口。

「大家好像已經很熟悉『吃什麼』『怎麼吃』的訓練了，所以今天呢，要教大家改變飲食的最後一個祕訣，就是『為什麼吃？』」

「在學完What與How之後，這次輪到學Why了？」阿和如此問道。

「就是這樣沒錯。而且將注意力放在Why，遠比將注意力放在What與How還重要喲。這一定能幫助大家有效面對食欲。話說回來，睦子！」

突然被松代小姐點名的睦子，慌慌張張地回了句：「有！」

「睦子『進食的理由』是什麼呢？為什麼你要吃東西呢？」

「呃……是在問肚子餓的理由嗎？嗯……啊！是甜食吃不夠！」

現場一片哄堂大笑，唯獨松代小姐皺了皺眉頭，繼續說：「的確，進食的理由之一就是攝取活動所需的卡路里，但真的只有這樣嗎？難道沒有身體不需要那麼多卡路里，卻還是忍不住嘴饞的情況嗎？請捫心自問，自己是不是真的『甜食吃不夠』？

「不過，想要找出『為什麼吃』這個問題的答案，是需要訓練的，而且絕非一朝一夕可以達成。」

確實就像松代小姐所說，有時候明明不需要吃東西，卻會莫名地暴飲暴食，結果就是胃變得很不舒服，而且後悔不已。這類經驗我已經多得數不清了。

「到底是什麼情況會讓我們明明不餓，卻還是吃一堆東西呢？」松代小姐如此詢問。

「我的話，是覺得心情煩悶的時候，不然就是生理期時。」聖子如此回答。

「我則是累積了很多壓力，或是覺得很空虛的時候。」我也坦白了自己的情況。

「我的話，是在覺得無聊的時候。無所事事的話，就會不知不覺想吃東西。」阿和的聲音小得像是蚊子叫一樣。引起大家注意之後，他繼續說：「每次遇到不得不做的事情時，我都很想吃零食。比方說，媽媽（也就是老婆）叫我打掃房間，或是得替部下收拾善後的時候，我都忍不住想吃零食。老實說，這個『正念』也是媽媽叫我練習，我才做的，但對我來說，這也是一種壓力。」

整個飯廳的氣氛變得有點緊張，但松代小姐不以為意地繼續說下去。

「一如大家的回答，暴飲暴食的原因幾乎都無關卡路里攝取不足，只不過是把內心的空虛，轉換成肚子空蕩蕩的感覺而已。所以第一步要先請大家了解空腹的真面目。這時候最能派上用場的就是『空腹原因檢查表』喲。請先在這張表格中寫下剛剛提到的理由。」

我們將自己所能想到的進食理由，統統寫在杉田發給我們的正方形便利貼上，接著再將這些便利貼貼在松代小姐準備的一大張圖畫紙上。

空腹原因檢查表

- 卡路里不足（這是必須進食的情況！）
- 煩躁
- 壓力
- 無聊
- 生理期
- 身體狀況不佳
- 遇到不想做的事
- 無意識的習慣
- 看到食物
- 喝完酒之後
- 胃食道逆流的時候

＊最理想的是製作一份專屬自己的清單。

「最有效的方法還是製作一份專屬自己的清單，不過在吉布斯，我會讓大家共享這份清單。如果之後又想到其他的原因，不妨補充上去。請大家在吃飯前，一邊看著這份清單，一邊回想自己『為什麼要吃東西』吧。」

「可是，我其實不太清楚自己為什麼想吃東西耶，有可能真的是肚子餓，也有可能是因為壓力啊……」聖子喃喃自語地說著。

「沒錯！所以接下來要教大家三個很有用的線索，讓大家像福爾摩斯一樣，透過推理的方式揪出造成空腹的『真凶』。」

松代小姐的腦袋簡直像哆啦A夢的四次元口袋，不斷冒出許多新奇的技巧。

「第一步是『一口測試』，也就是先吃一小口眼前的食物。記住，只能吃一口，而且要像前面提到的飲食訓練一樣，先仔細觀察食物的外觀、氣味、口感，以正念方式慢慢進食。吃下一口後，觀察身體的反應，以及空腹程度量表（一～十）有什麼變化，這也是一種很好的訓練。在反覆觀察這些反應與變化後，就會慢慢地從『專屬自己的反應』中，找到想吃東西的理由。

「接著是『歷史回顧』。這個方法的原理很簡單，就是在吃東西前回想一下今天吃了什麼，吃了多少，花了多少時間吃東西。我們之所以會暴飲暴食，都是因為沒有讓大腦回顧這些事情，就慣性地將食物塞進嘴巴裡。我先前在製作紅豆餡的時候提過，要在進食前留下一小段空白時間，從科學角度來看，這也是有效的減重方法。明明卡路里的攝取量足夠，卻還是莫名想吃的話，就代表暴飲暴食的紅燈已經亮起了。

「最後是『壓力測試』。這部分可作為開動儀式的其中一環，也就是刻意回想那些會造成自己壓力的事情，再觀察身體產生了哪些變化。如果出現了強烈的飢餓感，就很有可能是因為壓力才會莫名地想吃東西。

「如何？大家都能找到想吃東西的理由了嗎？睦子、朋美，你們想到在半夜溜出去吃拉麵的理由了嗎？」

大家突然轉過頭看著我跟睦子。原來松代小姐早就知道了。眾人的視線彷彿利刃般扎人，身邊的睦子也像是洩了氣的氣球一樣越縮越小。

「對、對不起。」

無可辯駁的我們，只能乖乖地道歉。

「沒關係。正念的基礎就在於『覺察』，所以只要先試著找出想吃東西的理由就可以了。就算只發現食欲來源是壓力，這也是一大進步喲。累積了很多壓力的自己、因為壓力而想吃東西的自己，宛如自動駕駛般，將食物塞進口中的自己……覺察到這樣的自己，是非常重要的一步。

「找出原因後，不需要自責，也別逼迫自己消除壓力，只需要客觀地告訴自己『原來如此，那股莫名的食欲原來是由此而生』就夠了。第一步就是先找出『真凶』，之後會再教大家怎麼壓制這名真凶，請不要擔心。」

改變飲食方式的祕訣3

為什麼吃？Why do we eat?

① **空腹原因檢查表：**先列出「想吃東西的理由」，並在進食前思考「現在想吃東西的理由，是列表中的哪一個」（可複選）。

② **一口測試：**先利用飲食訓練的方式淺嘗一口，觀察身體與情緒的變化。根據經驗來判斷這些反應源自哪些理由。

③ **歷史回顧：**留一段時間回想當天吃過的東西、吃了多少分量、花了多少時間。

④ **壓力測試：**刻意回想那些造成壓力的事情，觀察身體當下的反應。如果該反應與空腹感類似，有可能壓力就是讓你想吃東西的原因。

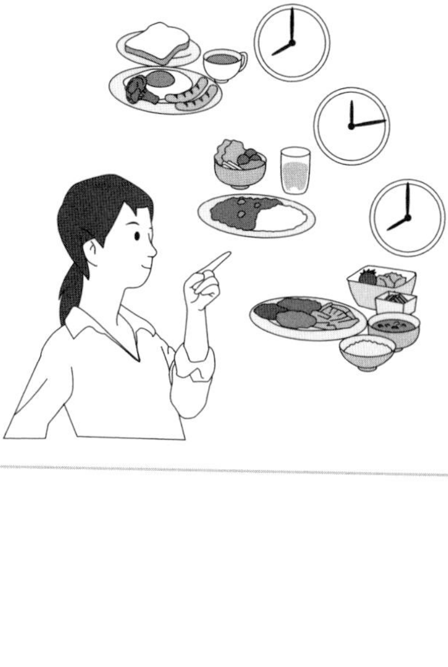

第 1 周

「腦科學瘦身術」實踐行程表

STEP 1 飲食改善方法【基本篇】

Day 1　Day 1 正念烹調術（94 頁）

Day 2　Day 2 開動儀式（102 頁）

Day 3　Day 3 持續實踐開動儀式

Day 4　Day 4 休息日

Day 5　Day 5 飲食訓練（109 頁）

Day 6　Day 6 持續實踐飲食訓練

Day 7　Day 7 製作「空腹原因檢查表」（119 頁）

＊請盡可能在每次用餐前實踐「開動儀式」；「飲食訓練」則以每天實踐一次為目標。

＊行有餘力的讀者，可試著撰寫飲食日記。

STEP 2

瘦是吃出來的——飲食改善方法【進階篇】

前男友的飯局，該不該去？

「很久沒一起吃飯了，要不要約一下？」

幾天前，手機螢幕跳出這則訊息，寄件人的名字非常熟悉。這個名字的主人，是從大學時代開始交往、在幾年前分手的前男友「俊平」。與我同年的他，現在好像有個正在念大學的女朋友，工作也一帆風順，但最近不知何故，常常像這樣突然跟我聯絡，約我見面。

選擇與前男友藕斷絲連的我，當然也有不對。三個月不見，我們去了學生時代絕對吃不起的高級居酒屋大快朵頤，最後還一起開了房間。這雖然是我們一直以來的聚會慣例，但這也是我第一次違反了

「吉布斯」的家規：晚餐要和共享住宅的住戶一起吃。

隔天早上，俊平一臉清爽地說了句「之後再約吧」就回家了，他那神色自若的表情竟讓我有點鬱悶。與他分手之後，我就一直封鎖他的社群媒體，但或許是因為此時的我內心太過脆弱，於是忍不住打開手機瀏覽了他的臉書。他的動態貼滿了與某位女大學生的合照，我想應該是他的現任女友，看起來比我還苗條，身高也比較高佻，身材簡直是模特兒等級。相較之下，我卻……

「早知道就不看了……」

當我這麼想的時候，早就來不及了。

●●●

「我們總是前進三步，又後退兩步啊。」

坐在吉布斯餐桌旁的聖子，如此發著牢騷。自從松代小姐教了我們

「飲食訓練」之後，每次晚餐前我們都會按照她的吩附，實踐這項訓練，但經過一段時日，內心卻都產生了某種難以言喻的停滯感與煩悶感。我們明明都是被「減重共享住宅」這個概念吸引，才會來到這裡的，結果至今卻只做過「注意力訓練」。此外，雖然每天餐點分量不至於過多，但也還是不少，所以體重一直沒什麼變化，外表也看不出改變。聖子的抱怨，恰恰道出了我們的心聲。

不過，最為不滿的絕對還是聖子。之前她都會特地調開晚上的工作，趕回吉布斯吃飯，但近來已經連續三天沒在餐桌前看到她的身影，還經常忙到早上才回來，令人忍不住猜想，她該不會又在外面暴飲暴食了吧？很久沒來飯廳的她，一出現就像剛剛那樣滿口抱怨。

• • •

「大家最近的狀況怎麼樣？」

這時，門口傳來一聲問候，身著黑色晚禮服的松代小姐款款走入飯廳。時隔一周不見，她看起來是剛從社交場合回來，喝了點酒的模樣，整張臉有些泛紅。

「松代小姐真好，只有你能在外面吃好料。」

聖子這話說得很酸，不過松代小姐卻不以為意地說：

腦科學瘦身術流程表

① **「開動儀式」**

確認自己要「吃什麼」「為什麼吃」

② **「飲食訓練」**

留意自己的「飲食方式」，同時觀察食物、進食行為與身體的變化

③ **享受用餐後的滿足感。如果覺得不滿足，就再確認自己「想吃東西」的理由**

＊除了飲食當下外，不妨試著嘗試用心烹調、擺盤及收拾善後，專注於感受整個用餐流程。

「嗯，今天的聚餐真的每道餐點都好吃。明明最有名的是肉類料理，沒想到紅酒會那麼棒，絕對值得再去一次。話說回來，聖子……」

「有、有什麼事嗎？」感覺到松代小姐準備反擊的聖子也有所警戒。

「最近你好像很常外食呢。我不希望勉強各位做不想做的事，所以不會強迫你配合規則，不過，要是連續五天都蹺掉晚餐，就要麻煩你自行從吉布斯『畢業』囉。這點大家都一樣，聽見了嗎？朋美。」

看來幾天前與俊平見面的事也被發現了。

「話說回來，這一切到底要持續到什麼時候啊？」

一片沉默中，阿和的問話打破了凝重的氣氛。在這個空間裡，他的「白目」越來越顯得特立獨行。

松代小姐點了點頭後，回答道：「我知道各位會感到很挫折，但是至今為止，你們現在的飲食習慣持續了幾年？應該有十年吧？那麼這些習慣有可能在一周或兩周內改變嗎？不可能！請大家回想一下，我們正在對抗的是『快樂』與『習慣』這兩個超級強悍的對手，這些都是大腦長期定型的思考模式。大家現在所感受到的痛苦，都是在擺脫舊有思維過程中的必經之路。要改變經年累月的壞習慣需要很多時間，但請放心，此時此刻，各位的大腦都已經正在改變了。」

「真的嗎？」阿卓的語氣帶著懷疑。「人家覺得不管訓練多久，開動儀式或飲食訓練都沒有用耶。我反而比較好奇，用餐後可以做哪些訓練？」

聽了阿卓這番話後，松代小姐想了一下才回答：「的確，其實飲食訓練和開動儀式，在腦科學瘦身術當中都屬於『進階級』的方法，各位如果還不熟悉的話，可能抓不太到訣竅。那麼這個周末，就讓我們做一些基礎訓練，提升技巧吧。」

「既然要訓練的話，我寧可先學基礎，再學進階的技巧。」阿和如此說道。

松代小姐解釋：「腦科學瘦身術是專為飲食而設計的課程，基礎訓練的用意也是在於有效改善飲食。而且我覺得，從大家比較感興趣的訓練開始做起，會比較好喲。」

聽聽身體怎麼說

在梅雨季難得放晴的星期六，我們五個人在共享住宅吉布斯的露台集合。松代小姐事前特地交代「穿著輕便衣服」，看來總算要開始進行會讓人累得半死的減重訓練課程了吧？除了被松代小姐稱為「運動狂」的阿卓，每個人都莫名地緊張了起來。

過了一會，松代小姐與杉田也來了。全身穿著名牌運動服飾的松代小姐看起來還是很可愛，而且曲線畢露，讓人完全猜不到她的年齡。我雖然對自己胖嘟嘟的身材感到害羞，但看到睦子那宛如氣球般漲得快破掉的體型，還是不免鬆了一口氣。

此外，總是溫和靦腆的杉田換上運動

服後，也給人不同以往的感覺，說不定他在學生時代曾固定從事某些運動。

●●●

「大家在這十幾天都練習過腦科學瘦身術，今天則是要教導這套瘦身術的基礎訓練。之前提過，將注意力放在食物的時候，要留意食物對自己身體所造成的變化。例如肚子有多餓、身體產生哪些反應，這些都是傾聽身體訊號的練習喲。」

松代小姐講解的過程中，杉田不知道從哪裡搬來五人份的瑜珈墊，鋪在地板上。

「接下來，請大家先躺在瑜珈墊上，準備開始進行基礎訓練之一——『身體掃描練習』。」（詳細流程請見一三六頁）

「那麼，請各位慢慢睜開眼睛。」

結束「身體掃描練習」後，在松代小姐和緩的語音引導下，我睜開了眼睛。映照在露台上的初夏陽光令人心曠神怡，全身上下都宛如新生，體內的毒素彷彿悉數排出。

我們躺在瑜珈墊上，聆聽松代小姐的解說：「二〇一六年，美國《時代》雜誌報導了一項研究，指出『身體掃描練習』有助於調整食量。[1]參加這項實驗的成員都被告知可以『隨心所欲地吃巧克力餅乾』，而相較於持續練習身體掃描的組別，什麼事都不做的對照組確實會傾向毫無節制地吃點心（附帶一提，實驗提供的點心是士力架巧克力），而做過身體掃描練習的組別卻能夠依照事前配給的點心分量調整

1 Van De Veer, et al. (2015)

身體掃描練習 6 步驟

「為什麼想吃東西？」「有多想吃東西？」以下練習，能幫助你感知身體想傳達的訊號。

準備作業

① **仰躺後，閉上眼睛**

基本姿勢是仰躺在地，將雙手放在身體兩側，手心朝上。但也可以選擇坐著或睜開眼睛，沒有任何規則限制。

② **想像身體慢慢沉入地板**

想像自己的身體慢慢陷入地球。可將注意力放在腳後跟、臀部、背部、肩膀、頭部等任何部位，感受身體與地板的接觸。

③ **將注意力放在呼吸上**

盡可能以鼻子呼吸。在一吸一吐的過程中，觀察腹部與胸部的起伏，感受空氣在體內的流動。

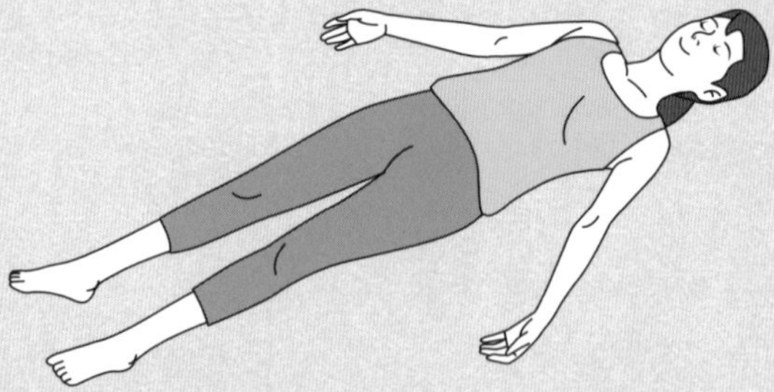

準備就緒後

① 將注意力放在左腳的 每根腳趾上， 同時放緩呼吸的節奏	將注意力放在腳拇趾、腳食趾以及其他腳趾，並在吸氣時想像空氣從鼻腔進入後，流經身體，再流入左腳腳趾。吐氣時，想像空氣從左腳腳趾往上流，再從鼻子呼出。保持心情放鬆，重複這個過程。
② 將注意力移到左腳 （腳踝以下的部位）， 保持呼吸節奏	依照步驟①的方式，感受腳底的形狀、溫度，腳後跟接觸地板的感覺，也別忘了留意腳背與腳踝的感受。接著想像空氣從鼻腔進入之後，緩緩輸往腳部，再緩緩從鼻子吐出。
③ 注意整隻左腳， 保持呼吸節奏	依照步驟②的流程，觀察整隻左腳。結束後，依照右腳腳趾→右腳腳踝→整隻右腳的流程，重複上述步驟。即使刻意將注意力放在腳部，大腦還是有可能會想到其他事情，此時不需要責備自己，只需要將注意力慢慢拉回身體部位。
④ 注意上半身， 保持呼吸節奏	依照骨盆→背部→腹部→胸部的順序，重複「集中注意力→呼吸」的流程，讓空氣緩緩流入整個身體核心。最重要的部位是和胃相關的腹部，要特別留意空腹感、飽足感這類與飲食有關的感覺。讓腹部的感受變得更敏銳，是本練習非常重要的環節。
⑤ 將注意力移到臉部等 脖子以上的部位， 保持呼吸節奏	一邊讓注意力依照脖子→下巴→嘴唇→牙齒→臉頰→眼睛的順序移動，一邊緩緩呼吸。吸氣時，可以想像自己戴著口罩，空氣從口罩下方流入，整個口罩被新鮮的空氣盈滿，吐氣時，想像混濁的空氣往外排出。
⑥ 想像空氣從頭頂送往身體 每個角落，保持呼吸節奏	先想像頭頂有個小洞，從那裡注入的空氣緩緩往下流動，洗淨身體每個角落，直到抵達腳趾趾尖為止，再從頭頂的小洞流出。盡可能想像身體在這個過程被洗淨、全身每個角落合而為一。

食量。也就是說，身體掃描練習能幫助人們敏銳察覺身體的訊號，判斷自己是否真的餓了。」

「士力架跟巧克力餅乾嗎？我也想參加那個實驗！」睦子似乎放錯重點了。

「仔細觀察身體的每個部位，連平常不會注意的腳趾趾尖也不放過，這樣一來感受力與注意力就會越來越敏銳喲。長此以往，傾聽身體訊號的能力就會越來越發達。建議大家每晚睡覺前都練習看看。

「我們的內心就像是混濁的河川，總是會擔心很多瑣事，對未來充滿不安，為了眼前的壓力感到焦慮，又或是忘不了過去……當思緒不斷快速湧現，沉在河底的泥沙就會揚起，河水也會變得混濁，自然無法看清楚內心發生了什麼事。腦科學瘦身術就是清除這些河底淤泥的方法，讓河水變得更清澈，我們也就能看到原本看不清楚的事物。」

提升瘦身基礎力的訓練——呼吸專注法

隔周的星期三晚上，所有人在飯廳集合。自從星期六進行了身體掃描練習後，大家的瘦身動力似乎有所回升。

這次梅雨季似乎綿綿無絕期，連在房間都聽得到雨聲。或許是因為陰雨不斷，我也一直悶悶不樂。就算盡量將注意力放在杉田準備的美味料理，內心還是忍不住想起工作的事。不管多麼努力，都無法進入狀況。

● ● ●

「晚安，大家似乎都到齊了呢。」松代小姐還是一如往常地突然出現，問道：

「大家有繼續進行身體掃描練習嗎？」

每個人都露出似笑非笑的表情。畢竟平日要做那項訓練實在太不容易了，只要工作一累，就會忍不住偷懶。

「沒關係，先別說這個，我買了伴手禮回來喲。今天去築地市場吃午餐的時候，順便去了有名的玉子燒專賣店『松露』一趟，請大家吃看看。待會可以搭配杉田準備的料理一起享用喲！」

松代小姐依舊不忌諱在我們五個人面前暢聊美食。

「哇，看起來好好吃，雞蛋的鮮味和高湯的風味真的是絕配！」大睦子的聲音充滿了興奮，其他成員也笑瞇瞇地品嘗這道玉子燒。大家先仔細觀察玉子燒的外觀，再緩緩放進口中，然後不急著咀嚼，以正念的方式細細感受口感與香氣。

「這家『松露』原本是壽司店，但是在第二次世界大戰結束後，美軍發布了餐飲禁制令，『松露』為了掩藏從黑市採購食材的行為，才賣起了玉子燒。即便如此，他們還是相當堅持品質，精心選用茨城縣的

『都路雞蛋』。」

杉田從廚房探出頭來，滔滔不絕地說著，彷彿深怕錯過這次機會就再也沒機會講。不愧是有志從事料理的人，對食物特別地講究。

松代小姐接著說：「會請大家吃這家玉子燒，一來是獎勵你們的努力，二來是覺得人生不能缺少真正美味的食物！」

就在大家點頭認同松代小姐的同時，我總覺得好像哪裡不對勁，卻又難以言喻。說起來，以前吃玉子燒的時候，都會浮現這種怪異的感覺。

●　●　●

「呃……我有件事想分享……」眼看大家差不多都吃完飯了，我出聲打破沉默，「這次我提的新網站企畫，說不定會過關呢！」

是的，不知道吹的是什麼風，原本以為已經被否決的「減重資訊網站」企畫，沒想到今天會議結束後，堤總編把我叫去她的辦公室，要我「重新思考」那份企畫。從很久以前我就告訴過「吉布斯」的室友們，我的夢想是創建一個由自己一手打造的網站。

「咦！太棒了！」睦子毫不掩飾心中的驚喜。

「所以，你打算做什麼網站啊？」阿卓問道。

「細節還沒確定，不過我打算以『減重』作為網站的主題。」

「這樣的話，不怕找不到靈感囉！」阿和如此說道。

「不過，我還是覺得有壓力……」

「沒問題的啦，網站上線後通知我一下，我一定會上去看！」聖子這句話讓我安心不少。

「恭喜恭喜！朋美一定可以做出很棒的網站！」杉田那直爽的笑容真是太耀眼了。

儘管提早收到了大家的祝賀，我還是緊張得手腳冒汗。這段時間沒辦法專心吃飯，也是因為這件事。

聖子接著說：「話說回來，這陣子在做松代小姐教的身體掃描練習時，總是會覺得很睏耶。」大家也紛紛點頭認同聖子這句話。

松代小姐說：「沒錯！對於正念初學者而言，在練習過程中感受到『想睡』『熟睡』其實是件好事喲，不過正念與放鬆的本質完全不同，只要夠熟練，就能時時保持清醒。長此以往，練習時就不會想睡了。

「不過，忙碌或疲憊的時候，可能無暇進行身體掃描練習，所以接下來要教大家另一種隨時都能執行的基礎訓練。這項訓練的名稱是『呼吸專注法』。

「呼吸專注法是鍛練專注力的方法，也是正念的基本訓練。以前也提過，我們一不小心就會以『自動駕駛』的模式進食，而呼吸更是容易以『自動駕駛』模式進行的行為。就算是放空狀態，我們還是會不自覺地呼吸對吧？反過來說，我們可隨時隨地透過呼吸進入正念。就算感到徬徨迷惘，只要專注於留意自己的呼吸，就能避免思緒紛亂，就這層意義而言，呼吸等於是『意識的定錨』喲。」

呼吸專注法 4 步驟

注意呼吸的節奏、撫平紛亂的思緒，這麼做能有效促進內省，也能幫助我們擺脱飲食時「不專心」「進入『自動駕駛模式』」等壞習慣，讓我們不再與腦中思緒及食欲對抗，也不需要刻意控制這些想法與衝動。

①
坐在椅子上，讓背部稍微離開椅背

坐挺後，身體放鬆。腳自然地踩在地上，不要蹺腳，同時讓掌心貼在大腿上。閉上雙眼。如果想睜開雙眼，可將眼睛的焦點對在兩公尺遠的地方。椅子可以選擇沙發或坐墊。

②
注意身體的感受

將注意力放在雙腳踩在地上的感覺，以及掌心接觸大腿的感受。

③
注意呼吸的節奏

以鼻子緩緩呼吸，不需要勉強自己深呼吸。用心體會空氣進入鼻腔、穿過胸腔，流至腹部的感覺，同時注意胸部與腹部的起伏。此外，也可以觀察呼吸的速度、深度、氣息的溫度有什麼差異。不妨想像貓咪埋伏等待老鼠鑽出洞的姿勢。

④
讓注意力回到呼吸

在上述的過程中，內心可能會浮現一些想法，這是很自然的事情。此時不需要責備自己心有雜念，慢慢地注意力拉回呼吸即可。重覆上述步驟與狀態，維持十分鐘左右。

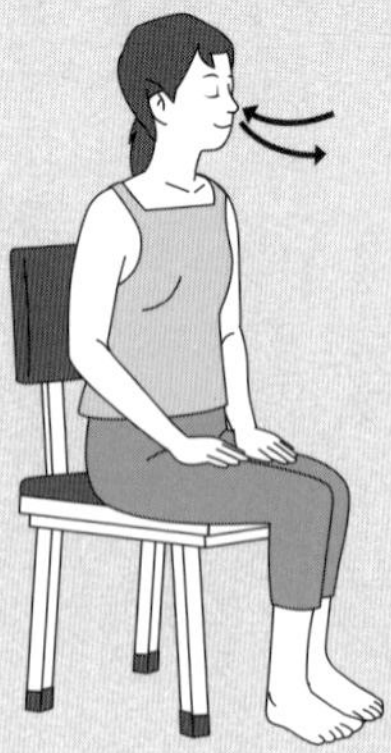

幫你的欲望取個名字

「這個呼吸專注法跟減肥有什麼關係？」

聽了松代小姐的說明後，阿卓提出問題。

「這問題問得很好喲。大家有在玩臉書或Instagram嗎？在動態貼文的按讚機制下，是不是都會不自覺地希望越多人幫你按讚越好？從腦科學角度來看，這跟『想吃更多東西』的心情是一樣的喲。

「心理學者將這種強烈的欲望稱為『渴想』（craving），當渴想高漲時，大腦的後扣帶皮質（posterior cingulate cortex）會變得活躍。持續練習正念呼吸專注法，就能抑制後扣帶皮質的活動，大腦也會產生變化，避免被失控的欲望牽著鼻子走！」[2]

「『渴想』嗎？那我的渴想一定是個強敵！」睦子忿忿不平地抱怨：「只要我一鬆懈，就會不知不覺將手伸向甜點。明明一直跟自己說『睦子，不行！』結果還是慘敗……」

睦子這番話似乎讓阿卓深有同感，他用難得強硬的語氣控訴著：「睦子真的好辛苦！老實說，人家都不知道為什麼活著要那麼辛苦！大家都太不懂得自制了啦！」

聽說阿卓最近又參加了模

嘴饞的欲望，源自後扣帶皮質

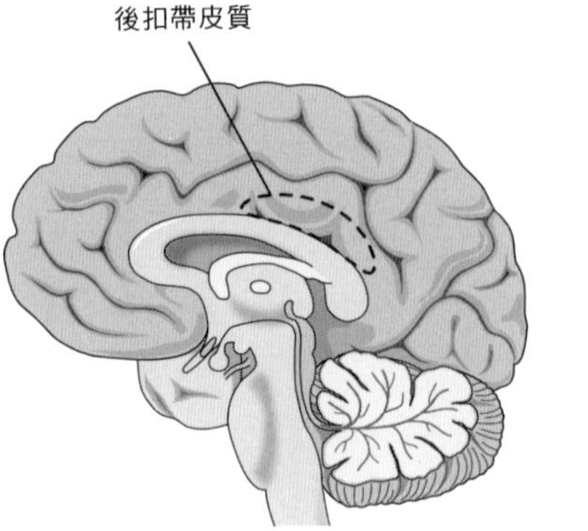

根據腦科學研究，人類大腦的後扣帶皮質越活躍，欲望就越強烈。該部位掌管了我們對於各種事物的執念，而正念能有效減緩該部位的活性。

特兒甄選，卻還是慘遭落馬，氣得他每次飯後更加拚命運動。

「阿卓，我之前也說過，『減重需要自律』是毫無根據的誤會對吧[3]？我們現在的做法並不是靠忍耐來瘦身，你可千萬不要忘記這件事喲。」

聽到松代小姐和藹的提醒後，阿卓不滿地回嘴：「可是不懂自制的話，要怎麼戰勝渴想啊？」

「錯了，我們不需要打敗渴想啊。今天的第一項任務，就是要請大家替自己的渴想取個名字。睦子，你有什麼好點子嗎？」

「嗯……『什麼都想要的巧克力』？」[4]

我、杉田、阿卓完全聽不懂睦子在說什麼，但印象中，很久以前似

2 Brewer (2017)
3 Casazza, et al. (2013)
4 編註：此處睦子所命名「什麼都想要的巧克力」（クレクレチョコラ），是仿照日本東寶電影製作公司於一九七三年推出的特攝影集《什麼都想要的塔可拉》（クレクレタコラ），該劇主角為一隻名叫塔可拉的章魚，因為不滿海洋環境汙染而登上陸地、四處大鬧。

乎有個以章魚為主角的電視節目就叫這名字。年紀較大的聖子與阿和看來都聽得出這個名稱的笑點，忍不住莞爾一笑。

「O、OK，就叫『什麼都想要的巧克力』吧！每當嘴饞的食欲湧現時，記得告訴自己『啊！什麼都想要的巧克力又在作怪了』。我們不需要勉強自己壓抑這股渴望，但也不能視而不見。最重要的是，別把自己與欲望畫上等號。讓自己抽離情緒，客觀地看待這股渴望，是相當重要的第一步喲。」

●●●

過了幾天之後，我突然發現自己有了小小的改變。

那天我因為工作而出外採訪，結果採訪過程比想像中來得久。當我拖著疲憊的步伐回到辦公室、一屁股坐到位子上時，瞥見貼在電腦螢幕上的便利貼，才想到今天得構思企畫，接著又開始擔心：「要是又被大家挑出一堆毛病的話，該怎麼辦？這次要是又被總編打槍，說不定就沒有下次機會了。或者總編早就已經放棄我了……」

就在這時候，我的手不知不覺伸向辦公桌抽屜。我的抽屜裡總是塞滿了零食，但這次與平常不同的是，我在打開包裝、將零食塞進嘴巴前，就察覺到自己把手伸向抽屜這件事了。

「原來如此，這就是所謂的習慣！」

我想起平常練習的開動儀式，於是在內心詢問自己：我為什麼會想吃東西？的確覺得肚子空空的，可是我在回公司前才吃過午餐，所以客觀來說，我並不是真的飢餓，而是因為煩惱企畫工作才會如此焦躁，導致伸手拿了巧克力棒。這真是最糟的選擇啊。

「算了！」

我把手中的巧克力棒換成比較不甜的零食，補充需要的熱量就好。一口咬下後，身體再次雀躍起來。

此時，我的腦海裡彷彿有個章魚怪物，一邊不斷喊著「我還想多吃一點！」一邊橫衝直撞——原來是「什麼都想要的巧克力」。或許是因為這隻章魚怪物是由睦子命名的，總覺得牠長得有點像睦子，總是任性、莽撞，卻又莫名地可愛。

我一邊忍住笑意，一邊執行松代小姐指導的呼吸專注法。或許是心理作用，但我確實感受到身體逐漸淨化，那隻章魚怪物也終於安分下來了。

這一切可能都出自於心理作用，但我的食欲本身，或許也是一種心理作用。

住進吉布斯快兩個月，我總算察覺到自己的改變。

重點訓練

爆發力提升法

透過遊戲方式，練習將「行為」說出口。比方說，看到某個東西的時候，就立刻大喊：「看見了！」若是聽到什麼聲音，就立刻大喊：「聽到了！」要是腦中浮現某種想法，就立刻大喊：「想到了！」身體若有任何感覺，就立刻大喊：「感受到了！」我們很常一心多用，所以稍不留神就會切換成「自動駕駛模式」。這種喊出聲音的方式，可瞬間提升我們的注意力。

矇眼遊戲

先遮住自己的眼睛，再請別人將食物放進你的嘴巴，透過視覺以外的感官確認吃進的食物。一旦眼睛被遮住，原本遲鈍的味覺就會變得敏銳。

左撇子飲食法

這是利用非慣用手吃飯的方法。以慣用手吃飯時，我們很容易不自覺地將食物往嘴裡送，但以非慣用手吃飯的話，就不可能這麼順利。不妨透過這項練習來專注感受：自己的身體在日常飲食中，其實都正在不假思索地進行許多精細的動作。

第 2 周

腦科學瘦身術實踐行程表

STEP 2 飲食改善方法【進階篇】

Day 1	身體掃描練習（136 頁）
Day 2	呼吸專注法（144 頁）
Day 3	每天早上練習呼吸專注法 10 分鐘， 睡覺前進行身體掃描練習
Day 4	休息日
Day 5	試著練習爆發力提升法（151 頁）
Day 6	試著練習矇眼遊戲（151 頁）
Day 7	練習左撇子飲食法（151 頁）。 記得抱持玩遊戲的心態，輕鬆進行這些重點訓練。

＊STEP1介紹的「開動儀式」（102頁）可在每餐之前練習；「飲食訓練」（109頁）則可兩天練習一次。這些練習若能搭配身體掃描練習（136頁）與呼吸專注法（144頁）等強化體質的基礎訓練，將可得到一加一大於二的效果。

＊可視情況靈活調整每項練習的時段。
＊可依照個人的情況，每兩周進行一次第一周與第二周的練習。
＊如果忍不住想吃東西，可參考本書最後的「飲食理由」演算法（233頁）。

STEP 3

駕馭你的食欲——欲望管理方法

克制進食的衝動——RAIN

「別阻止我，讓我想怎麼吃就怎麼吃！反正就算不吃，我也見不到小翔，再怎麼減肥也沒用啦！嗚嗚嗚！」

抱著三大包巧克力的睦子又哭又叫。

今天吃晚餐的時候，她也無心細細品嘗，三兩口扒完就把自己關進房間。我跟聖子很擔心，前去關心後才得知，她的前夫跟她說：「你看起來還是不見起色，所以跟孩子見面的日期要延後。」

「睦子，快回想松代小姐說過的話，呼吸是『意識的定錨』喲。」

「嗚哇哇～嗚哇哇～」

睦子什麼也聽不進去，而這副模樣也讓我想起了象徵食欲的章魚怪物。

「看來今天只能先讓她一個人靜靜了。睦子，我知道你很難過，但不能暴飲暴食喲。」

聖子面有難色地說著，我也同意聖子的建議。

走出房間之後，聖子壓低聲音說：「睦子應該沒事吧……話說回來，我之前就覺得那間房間很奇怪，你不覺得嗎？」

聖子所說的「那間房間」，是指位於共享住宅角落、面向陰暗走廊的神祕房間。

「我覺得很不對勁，松代小姐會不會一直待在那間房間呢？之前我看過她從那間房裡走出來。她一開始不是就說過，會用鏡頭觀察我們這群人嗎？該不會就是在那間房間吧？」

聽到這裡，我不由得想像房間裡裝設著大樓警衛室才會有的監視器牆，坐在監視器牆前的松代小姐正在觀察我們這些入住者的一舉一動。畢竟，她可是研究飲食行為的腦科學家啊。

不不不，我絕對不相信真相會這麼變態！我寧可相信松代小姐是打從心底為了我們的進步而開心。

「而且啊……」聖子把聲音壓得更低：「杉田也很常進去那間房間，有時候一待就是一個多小時。就我的經驗來看，那兩個人之間一定有什麼！」

不會吧，杉田才三十一歲，就算松代小姐的外表再怎麼年輕可愛，畢竟已經六十幾歲了，不太可能會相戀吧？不過，聖子的人生閱歷很豐富，直覺也很準，一切都很難說……

「人生還真是苦澀啊，朋美。」聖子一臉得意地說著。她到底在說什麼啊？

●
●
●

梅雨季結束後，七月的某個星期六，松代小姐趁著大家吃早餐時突然發表了一項重大宣言。

「今天，我們一起去湘南海岸衝浪吧！」

我不禁暗自嘀咕：「這個人怎麼老是不按牌理出牌啊。」

松代小姐的賓士車只能坐五個人，所以我單獨搭乘杉田駕駛的福斯廂型車。後車廂早已堆滿了我們一行人的衝浪板，看來松代小姐還真是服務周到啊。

「朋美，加油！」臨出發前，聖子對我使了個眼色，還用只有我聽得到的音量說了這句話。看來她是有所誤會吧？

不過，和木訥的杉田共處兩小時的車程還真是煎熬，我們的對話總是有一搭沒一搭。而且他似乎平常很少開車，表情始終處於緊繃狀態。這個男人應該沒問題吧……

抵達湘南海岸後，一下車就看到晴空萬里的景色。

阿卓這位衝浪高手沒兩下就划出海灘，輕巧地乘著浪頭滑行。那健康的小麥色肌膚與結實的肌肉迷人極了，一旁的睦子與聖子異口同聲地抱怨：「為什麼那傢伙是同性戀啊……」

不過，最令人驚訝的還是松代小姐與杉田，他們的衝浪技巧雖然略遜阿卓，卻也樂在其中。松代小姐那享受衝浪的熟齡女子姿態，實在令人憧憬；而杉田也跟開車的時候判若兩人，露出前所未見的燦爛笑容，徜徉於浪花之間。

之後，我們就在這三位高手的帶領下，開始練習衝浪。說是練習，其實不過是學習最基礎的動作，光憑這點皮毛當然不可能真的站上浪頭，倒是玩水玩得很開心。每當皮膚蒼白又腆著大肚腩的睦子與阿和一摔進海裡，都會濺起超大的水花。若是站在遠處看，說不定會以為發現了新品種的海洋生物。

但令人意外的是即便一再受挫，阿和依然不服輸地再次挑戰。後來阿卓才告訴我，阿和曾跟他小聲地說：「其實我早就想試試衝浪了。」

當我們回到海邊小屋時，早已被阿卓的特訓操得筋疲力盡。早一步回來休息的松代小姐一看到我們就說：「其實我跟杉田本來是衝浪的朋友，是認識後才知道他很擅長料理喲。」杉田也在旁開心地直點頭。聖子之前對這兩個人的猜測，突然掠過我的腦海。

「想要克服嘴饞的欲望和衝動——也就是先前提到的『渴想』，方法其實跟衝浪有異曲同工之妙喔！」松代小姐突然開始講課。

「朋美，剛剛有沒有感受到海浪的衝力？你有什麼感覺？」

「海浪的力道非常強，感覺要是被正面襲擊的話，身體可能會散掉……好幾次我都被海浪打進水裡。」

「謝謝你的分享。大家知道嗎？嘴饞的衝動，其實就像衝浪時會遇到的海浪喲。」

「嘩啦、嘩啦。」背後傳來洶湧的海浪聲；「咕嚕、咕嚕。」睦子肚子發出的聲音，與海浪聲形成二重奏。

「啊，肚子餓了啦～」

松代小姐笑著點了點頭，繼續說：「肚子叫得正是時候呢。要想正面對抗如波浪般不斷來襲的渴想，只會落得悲慘的下場。因為這股渴想擁有無與倫比的力量，能輕易地擊潰我們的意志。若想駕馭，就必須掌握站上浪頭的技術，所以今天要帶著大家練習RAIN這套正念技巧。

請記住，RAIN的目標是駕馭渴想，所以這項技巧的重點在於不要對抗那宛如波浪的衝動；不要企圖透過自我克制的方式壓抑衝動，阿卓，聽見了嗎？要仔細觀察這股衝動的能量，不要與這股力量作對，也要學會容忍欲望本身的存在。」

松代小姐那如銀鈴般通透的嗓音，迴盪在海岸之間。

克服食欲的方法——RAIN

STEP ①

Recognize
（認知）

覺察渴想（飲食衝動）的存在。

STEP ②

Accept
（接受）

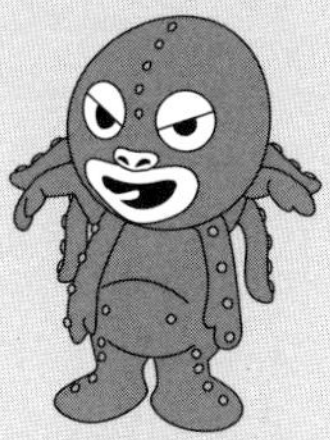

不要企圖對抗渴想。替這股渴想取個的綽號，邀請這股渴想走進心裡。

STEP ③

Investigate
（調查）

渴想是怎麼越來越高漲的？當下身體的感覺產生了什麼變化？試著觀察這些變化。如果意識開始遊移分心，不妨慢慢地拉回注意力，繼續觀察身體的感覺。

STEP ④

Note
（記錄）

在心裡以簡短的單字或詞彙形容上述感覺，例如「胃突然很不舒服」「靜不下來」「有種壓迫感」，然後繼續追蹤這些感覺或變化，直到消失為止。如果注意力渙散，就回到步驟③，找回相同的感覺。

* 攸關減重能否成功的欲望管理法，就在於回想大腦發生了什麼事！

最棒的飢餓

「我是不知道ＲＡＩＮ這個方法有多了不起啦，但這世上才沒有這麼神奇的事。」照慣例，會有這種不識相發言的人依舊是阿和，「如果壓力是害我得慢性病的原因，那我真希望公司那群年輕人振作一點。要是沒有我幫他們擦屁股，事情就大條了。我的部下都是沒用的傢伙……」

不知為何，阿和衝著杉田一股腦地罵了一大串。難不成他是在指桑罵槐，以抱怨公司部下的名義在指責杉田？這樣也太不講道理了。更離譜的是，杉田竟然也面有難色地低頭不語。看在眼裡，我不禁一肚子火。

「說的沒錯！」松代小姐看來完全不

以為意，「我之前也說過，這方法的確不會立竿見影。我明白各位的需求了，那就一起來試試我的壓箱寶吧。這個壓箱寶就叫作『斷食』。」

「蛤？」「怎麼這樣啦！」這感覺就像是不懂得察言觀色的大叔說了一堆廢話，害得我們得受罰斷食。大家都忍不住白了阿和一眼，不過天生遲鈍的阿和完全不以為意。

● ● ●

就這樣，我們一行人雖然因為上午的衝浪活動而耗盡體力，午餐卻被迫延後，而且海邊小屋除了瓶裝水之外，什麼也沒有。

「大家要記得仔細觀察，看看身體發生了什麼事情喲。」松代小姐看上去一臉開心的樣子。

一直以來，我都是採用身體掃描練習的技巧，觀察身體的感覺。但一聽到沒有午餐可以吃，那股想吃東西的衝動變得更加強烈。大約過了一個多小時後，臨近中午，我們都籠罩在低迷的氣氛下。

我的內心陷入天人交戰，腦中不斷上演小劇場：「好想吃東西！可是得忍耐、忍耐，我一定要戰勝這個心情……咦，等等，不是說不能跟渴想對抗嗎？要先『認識』這股衝動……呃，然後是什麼？啊，是『接受』。道理我都懂，但肚子還是好餓啊。」

我一抬起頭，就看到有隻手一直用指甲刮著海邊小屋的長椅，原來是聖子，看來她使

防止快樂中樞失控

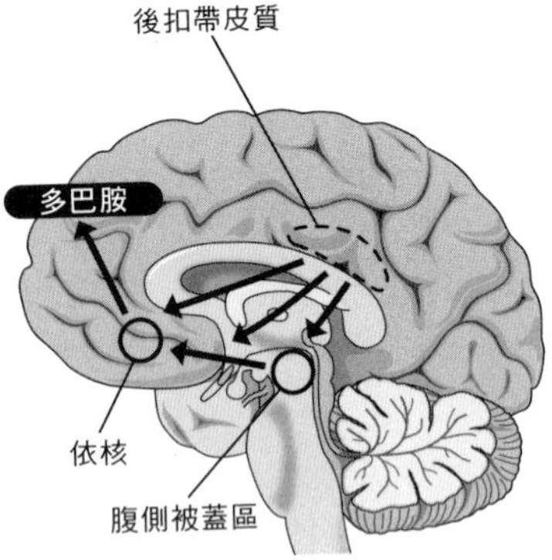

勉強自己與食欲對抗，後扣帶皮質就會變得活躍，快樂中樞也會加速運作。「RAIN」與正念的目的在於接受欲望，藉此撫平後扣帶皮質的躁動，斬斷這個惡性循環。

出了吃奶的力氣在抵抗食欲的誘惑；阿和則是在海邊小屋的門前走來走去，臉上的表情雖然沒什麼變化，但是額頭卻冒出了一顆顆冷汗。睦子在哪呢？睦子竟然翻白眼，全身發抖！只有阿卓還活跳跳的，手上還拿著衝浪板準備去衝浪。

「我知道大家很辛苦，不過可別忍耐或對抗想吃東西的衝動，而是要試著接受它喲，要接納這股想吃的衝動，以及隨之而來的其他感覺。

「其實腦科學研究已經證實，只要試圖與欲望對抗，大腦的後扣帶皮質會變得更加活躍[1]。當我們吃了東西之後，大腦的腹側被蓋區會接受到刺激，依核也會跟著分泌多巴胺，而當我們與想吃東西的欲望對抗，上述分泌多巴胺的迴路就會更加活躍，這也等於是對之前提到的快樂中樞迴路提油救火。

「沒有永不止息的衝動，波浪最終會在沙灘上消失。」

1 Brewer (2017)

聽到這裡，不知道是不是心理作用，那猶如巨浪的渴想似乎變得不再洶湧。最重要的是，我似乎已經度過最難捱的時刻了。

● ● ●

接著，又過了兩個小時。

「咕嚕嚕嚕嚕——」

我的肚子像是水倒入水槽般發出巨響。這感覺跟剛剛的進食衝動不同。胃裡面真的空蕩蕩的，變成「空腹狀態」了。

「咻、咕嚕咕嚕咻！」

睦子的肚子聲響果然比誰都大。看來胃袋空間比別人大一倍的她，肚子也總算變得空空如也了。

「太棒了！這就是真正的『空腹感』喲，千萬要記住這個感覺啊！」

雖然松代小姐一派輕鬆地說著，但我可是耗盡了所有能量，才終於達到這個狀態。身體變得很沉重，一站起來，還覺得有點頭暈目眩。

「我們就填飽肚子再回家吧！」

杉田邊說邊從車子拿出一個冰桶，原來他已事先幫大家準備了便當。雖然杉田準備的料理都很好吃，但是再也沒有比這時候的便當更能讓大家讚嘆不已。

我在吃便當的時候，發現了一個新的事實，那就是我變得更愛吃了，說得更精準一點，是我之前都對吃這件事沒什麼興趣。雖然我每次都在超商買一堆甜點，卻從來沒想過這些甜點的味道是什麼，也從來不在意製作這些甜點的人抱持怎麼樣的心情。我之所會暴飲暴食，全是因為不曾正視飲食。

表面上我是在吃東西，但實際上，我只是把食物塞進胃裡，然後大腦還一直「分心」做別的事，完全不參與進食過程，怪不得不管吃多少，大腦都不會滿足。

正當我覺得自己更能將注意力放在進食這件事，「情緒性進食」也不再那麼嚴重時，渴想又如巨浪般襲來。陷入動搖後，我便試著執行RAIN，接受自身的欲望，此時胸口突然熱了起來，手臂也變得漲漲痛痛的。

「這是快樂中樞的絕招！」

在進行身體掃描練習之後，我開始懂得分析自己「為什麼會想吃東西」。如果是以前的我，肯定會被這波大浪捲走吧。如今我能專心地體會這股想吃的衝動，不過，要等到這股猶如巨浪的衝動變成小漣漪，並不容易，但我也越來越能體會這陣子做了多少努力。

「朋美最近好像很常露出這種有自信的表情啊。」

松代小姐似乎從我的表情中讀到了些許改變。

●●●

「阿和，下周末要不要再來衝浪？」

阿卓如此問道。

「好是好，但我可不是同性戀。」

阿和還是一樣白目。就算是脾氣很好的阿卓也忍不住苦笑地說：

「這大叔真的是白目得無可救藥……」

話說回來，阿和應該很享受衝浪吧，因為我從來沒看過他這麼開朗的表情。雖然他們兩個的年紀有一段差距，一個像爸爸，一個像兒子，但說不定能成為很投緣的搭檔。

在享受了一段風平浪靜的日子之後，當時的我們還沒意識到，一波波巨浪即將襲向吉布斯。

重點訓練

快樂兒童餐

不管是麵還是沙拉，都試著用湯匙吃吃看（不可以使用筷子與叉子）。一邊體驗這種不方便，一邊觀察用湯匙移動食物的過程，以及渴想的變化。也建議大家把自己當成小寶寶，直接用手進食，重新體會食物的觸感、溫度以及拿在手上的感覺。

看看別人怎麼吃

只需要觀察別人吃東西的樣子就好。你也許會發現，別人碗裡的食物總是看起來比較好吃。

把最愛留到最後

如果今天有喜歡的菜色，可以故意留到最後再吃，以最愛吃的食物替「飲食」這項複合式藝術畫下完美的句點。在吃這些最愛的食物前，請記得雙手合十，感謝烹調料理與提供食材的人。如果能感受到食物緩緩流遍身體每個角落，用餐的滿足感就會跟著提升，也能避免以自動駕駛的模式進食。

第 3 周

「腦科學瘦身術」實踐行程表

STEP 3 欲望管理方法

Day 1 RAIN（161 頁）

Day 2 在渴想如巨浪般來襲時，試著練習 RAIN

Day 3 休息日

Day 4 體驗斷食（視身體情況進行）（163 頁）

Day 5 嘗試快樂兒童餐（170 頁）

Day 6 看看別人怎麼吃（170 頁）

Day 7 把最愛留到最後（170 頁）

*「開動儀式」（102頁）改成每餐進行，「飲食訓練」（109頁）則改成一至兩天一次，「呼吸專注法」（144頁）則在早上花10分鐘進行，「身體掃描練習」（136頁）則在每晚睡前練習。可在想吃東西的欲望莫名湧現時，練習RAIN。

*不需勉強自己，但要規律地完成上述的練習。只有持續練習才能親身感受效果。

STEP 4

為什麼會肚子餓？——自我充實方法【基礎篇】

滿足內心空虛——沙漏正念減重術

「幹嘛？看你這副德性，一定又是甄選沒上對吧？別像個娘們靠運動逃避啦！」

「囉嗦什麼啦，你這個老太婆給我閉嘴！」

明明已經半夜一點多，卻聽到兩個人在互罵。大家急忙衝向客廳之後，發現是聖子與阿卓在吵架。

「嗚嗚！幫幫我，幫幫我！」

聖子把臉埋進松代小姐的膝蓋裡泣不成聲。看來她已經哭了很久，臉上的妝都花成一片，而且還喝得很醉。

「嗚嗚，大家幫我評評理，那個男人、那個男人……」

看到大家吃驚的表情之後，聖子開始放聲大哭，完全不像平常的她。與她吵架的阿卓也一臉尷尬地站在旁邊，不知道該如何是好。

隔天早上，沒看到聖子來飯廳吃早餐。很少在早上出現的松代小姐卻來到飯廳，說是有話要跟大家宣布。

「昨天晚上還真是驚擾大家了。聖子好像被交往很久的男性拳腳相向。不僅如此，她的童年也發生過同樣的悲慘遭遇。聽說聖子的父親經常一喝醉就毆打妻小，而且還越打越凶，鬧到鄰居都叫警察來處理。聖子一直把這些事埋在心裡，但昨天晚上的事件真的讓她太難以接受了。」

就在大家一片靜默的時候，阿卓小聲地說：

「所以聖子才會喝得醉醺醺地在半夜回來，還找我出氣啊。我本來打算聽聽就算了，但是一聽到她說『你這傢伙沒有當模特兒的能耐』，我的火氣就上來了……真是對不起，吵到大家了。」

「大家好……」

當天夜裡，大家在進行開動儀式時，聖子終於踏入飯廳。

「喔，聖子你來了，太好了、太好了！」

總是負責炒熱氣氛的睦子拉著聖子的手，但聖子沒有立刻坐下來，反而先向大家彎腰鞠躬。

「昨晚真的很抱歉，我會好好反省……」

「好了啦，快吃快吃，杉田今天的料理比之前的都好吃喲，我早就餓得肚子咕嚕咕嚕叫了！」

睦子惹得大家哄堂大笑，聖子難為情地笑了笑之後，便坐了下來。

「我啊，看起來很堅強，但其實個性脆弱又容易焦慮，總是覺得不安，不管做什麼，都沒辦法填滿內心空虛，也不知道該何去何從，只能一直武裝自己……就像松代小姐一開始說的，我其實一直都有暴飲暴食的問題。

「大家有聽過『喉細』這種妖怪嗎？這種妖怪有一張大嘴，不管是什麼，都能一口塞進嘴裡，把嘴巴塞得鼓鼓的，但是牠的食道非常細，所以不管嘴巴裡面塞了多少食物，這些食物都無法進到胃裡，所以牠永遠沒辦法吃飽，更糟的是，只要食物一經過細長的食道就會引發劇痛。我覺得自己就像『喉細』，只能這樣苟延殘喘地活著……」

聖子的一字一句在一片靜默的飯廳裡顯得格外清晰。之所以沒人開口說話，是因為每個人都從聖子的這番話想到了自己。

「不要責備自己，這些事情不是你引起的，絕對不是你的錯。」

這時，門口傳來溫柔的安慰，原來是松代小姐走進了飯廳，聖子聽到這又紅了眼眶。

「松代小姐，我準備好了。」

杉田從廚房端來了給我們幾個人的熱牛奶。

「每個在飲食方面出問題的人，都有一個共通之處。」

松代小姐等大家用完餐，心情恢復平靜之後，開始今天的話題。

「最明顯的共通之處就是『不滿意自己』，但是這種空虛感沒辦法靠進食填滿喲。正念可以幫助我們透過飲食探尋這類空虛感的根源，再以其他方式填補這種空虛感，如此一來，我們就能正確地滿足自己，不需要再依賴食物。今天要介紹的是『沙漏正念減重術』。這種方法很適合在不斷自責、影響健康的時候使用喲。沙漏裡的沙子會流經細長中段，從上方流到下方，而這種減重術就是以這個現象，形容注意力轉移的過程，所以才如此命名。」

「雖然人家昨晚忍不住破口大罵，但其實聖子說得一點也沒錯……」在體驗完沙漏正念減重術之後，阿卓低聲地說了這句話。

「對模特兒來說，二十一歲已經是沒有退路的年紀了，可是不管我

沙漏正念減重術

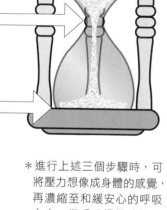

STEP ①

找個舒服的姿勢，然後以「一個句子」形容自己的想法與心情（比方說「我覺得自己很廉價」「我覺得自己沒人愛」）。接著在心裡默念，再觀察自己的身體有哪些變化，又產生了哪些感覺。

STEP ②

接著將注意力緩緩移到呼吸，再觀察身體的動作與感覺。以一吸一吐為一組，也不妨嘗試數算呼吸次數（從一數到十，再從十開始數）。

STEP ③

最後注意身體的每個角落。如果覺得哪個部位不舒服或不對勁，就想像呼吸輕柔地包住了那個部位。吐氣時，想像造成不適的原因隨著空氣吐出，身體與心情也變得更加和緩。可以對自己說「沒關係、沒關係」「什麼感覺都是對的」。最後可試著觀察周圍空間的每個角落，想像整個空間正在呼吸。

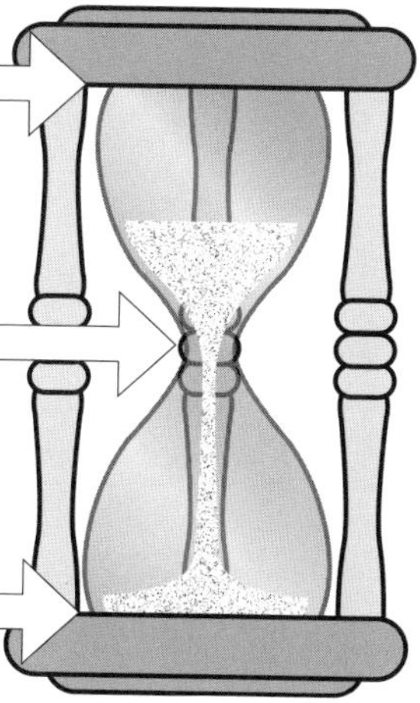

＊進行上述三個步驟時，可將壓力想像成身體的感覺，再濃縮至和緩安心的呼吸之中。當呼吸慢慢地擴散到周圍的空間，就會覺得周遭的空氣輕柔地籠罩著自己，於是內心也跟著被填滿。

怎麼鍛練身體，卻還是闖不出半點名堂，每次甄選都失敗。我看到其他模特兒都好瘦，所以每當我逼自己少吃一點，就更覺得飲食是一大罪惡。看來人家這種胖子是沒什麼指望了……」

聽到左看右看都不像「胖子」的阿卓這番話，睦子嚇得瞠目結舌。松代小姐則接著阿卓的話繼續說。

「原來是這樣啊，謝謝你願意說出心裡話。不過，現在我們好像活在『人人都是模特兒的時代』，每個人都忙著減重。有份全球調查指出，日本人的自尊心特別低[1]，所以才希望透過減重改變形象，撫平心中的不滿。

「從腦科學來看，暴飲暴食與厭食其實是同一件事。大家有聽過『島葉』這個大腦部位嗎？這是保持理性與欲望平衡的部位，相當於蹺蹺板的『支點』。如果這裡失去平衡，就會發生吃太多或吃太少的問題[2]。

「不管是暴飲暴食還是厭食，這類人都有『希望別人眼中的自己更美好』『不希望被社會鄙視』『覺得自制力薄弱的自己很丟臉』這些煩惱，所以總是對自己很苛刻，但越是苛刻，就越是對自己不滿，長此以往，便一步步將自己逼入絕境。」

有研究報告指出，「正念可讓島葉的容積增加」[3]。所以若真的有能減重的方法，那絕對不會是逼我們改變現在的自己，而是先接受現在的自己，然後滿足這樣的自己——松代小姐做了這個結論。

1 Schmitt & Allik (2005)
2 Brooks, et al. (2011)
3 Fox, et al. (2014)

想瘦下來，就不能不懂「善待自己」的技術

「咦！『畢業』？意思是離開吉布斯嗎？」

大家眼睛睜得大大地問我這個問題，我也點了點頭。

「嗯，我想要離開這裡。」

飯廳靜得一根針掉在地上都聽得見。

「為、為什麼？這樣會很寂寞耶！」

睦子說得快哭出來了。

「是因為沒有任何改善嗎？」說這話的阿和一副深知內情的表情。

「太過分了，這樣不會太自私嗎？不是正在慢慢進步嗎？」阿卓的語氣聽起來有點生氣。

「朋美，怎麼了？發生什麼事了嗎？」

聖子總是最關心我的那個人。

只有松代小姐一點也不緊張。

「嗯，我知道了。吉布斯向來尊重當事人的想法，既然朋美心意已決，就不勉強了。祝好運！」

沒想到松代小姐的態度會如此瀟灑。正當大家七嘴八舌地說著自己的意見時，站在廚房的杉田一直看著這邊，表情看起來很難過，一副欲言又止的樣子。

一如聖子所猜測的，我的離開原因出在工作上面。

之前堤總編要我重新檢視「減重資訊網站」的企業，而我也在宣布離開吉布斯的前一天，把整理好的企畫書交給堤總編。

練習腦科學瘦身術已經三個多月，我覺得自己確實有明顯的變化，情緒性進食的次數明顯少了很多，不再會為了卡路里或體重而糾結，也慢慢地找回自信、積極地面對企畫工作。根據松代小姐的說法，腦科學瘦身術會改善大腦島葉的活性，進而培養敏銳直覺。或許是心理作用，但我確實覺得比較容易找到靈感了。

不過，這一切不過是自我感覺良好。

堤總編在看到企畫書之後，眼睛瞪得老大地看著我。

「呃？減重網站？啊，我想起來了，之前的確是有拜託朋美重新評估這個企畫，但這次吉田提出的企畫比較有趣啊。最近斯巴達式的減重道場在網路上很紅對吧？我們公司打算跟他們合作。既然你對減重也有興趣，要不要趁這個機會減肥看看？就麻煩你當吉田的助手囉。」

如果是之前的我，肯定會衝去超商大買零食，吃個痛快，然後自怨自艾耍自閉，之後再假裝沒這回事繼續工作。過去的我，一直處於這個惡性循環。

唯獨這次，我連討厭自己的力氣都沒有了。

跟上司說了句「我去採訪」後，我就逃離辦公室，打開了手機的通訊軟體。

前一陣子，很久不見的前男友俊平再次傳來邀約見面的訊息，但我一直擱置沒理會。如今一按下回覆鍵，立刻就收到他的回信，說是晚上約在前次那間居酒屋見面。

●●●

比約定的時間晚了快一個小時後，俊平才姍姍來遲，一坐下來就立刻說：「唉，其實我跟之前那個女大學生分手了。說到底，大學生就還是小鬼。我們要不要重新交往看看？我覺得還是你最好。這個秋天我本來要跟那個大學生去溫泉渡假村的，雖然現在問有點早，不過，你要不要陪我去？反正取消預約也挺可惜的。」

眼前這傢伙還真是自私。夠冷靜的話，就會發現這種邀約連聽都不用聽，但是或許是因為當時的我太過脆弱，所以把自己在吉布斯共享住宅減重的生活，以及練習腦科學瘦身術的事情，還有企畫在今天被駁回的煩惱，全部說給俊平聽。

「是喔，我沒想到你的生活變這樣耶。既然這樣的話，要不要離開那個詭異的地方，跟我一起住咧？特地住進那裡，跟一堆陌生人面對面吃飯真是有夠蠢的，而且我們一起住的話，隨時都能像這樣兩個人一起吃飯！」

● ● ●

宣布「畢業」後一夜難眠的我，隔天早上四點半就起床，一個人走到中庭，呼吸戶外的空氣。

「朋美，你真的要離開嗎？」

我回頭一看，杉田就站在那裡。

「不知道為什麼，我一整晚都睡不著……」杉田一邊說，一邊閉上紅腫的眼睛。

「杉田啊，其實我想告訴你，我的媽媽是憂鬱症患者。」

這突如其來的話題，似乎讓杉田有點驚訝。

「我媽生病後，我常常被送到外婆家。外婆常常做很甜很甜的玉子燒給我吃，當時吃玉子燒是唯一能讓我開心的事。」

「原來如此，是一道充滿回憶的料理呢。話說回來，大家一起吃『松露』的玉子燒時，只有朋美的表情怪怪的，料理人對於吃料理的人的表情或是小動作，可是很敏感的喲。」

回想當時，不管我再怎麼努力也無法獲得媽媽的關注，我媽光是忙自己的事情，就沒空管我了，所以我有好長一段時間只想著得到母愛。那段跟媽媽相處的日子，讓我覺得再怎麼努力，也沒辦法讓別人滿意。之所以一直裝成乖寶寶的樣子，也只是因為怕被別人討厭而已。我一直覺得，自己沒資格被別人喜歡。就在我忙著偽裝自己時，媽媽親手結束了自己的生命——在這天色未亮的清晨裡，我跟杉田說了連俊平都沒聽過的事情。

「一周！能不能多等一周就好？」

杉田直直地凝視著我。

「我想做做看玉子燒，想做做看朋美喜歡的那種玉子燒……能不能等到吃過我做的玉子燒之後，再離開吉布斯呢？」

那天晚餐後，我有點不好意思地跟大家宣布，要多待在共享住宅一周。不過，我當然沒跟大家說，我是因為迫於杉田的挽留才答應的。看到大家打從心底開心的表情，我也真的很開心。

松代小姐的表情則是跟聽到我說「要離開吉布斯」的時候一樣，只簡單回了一句「知道了」而已。她似乎沒有生氣，而且似乎早就知道我不會半途而廢。

「大家還記得飲食生活之所以會出問題，在於『內心沒有被滿足』這件事嗎？今天要教的是滿足內心的第一種方法。大家覺得該怎麼做，才能解決內心空虛的問題呢？」

阿卓回答：「是訂好目標，一步一腳印地付諸行動？」

「這真像你會說的話啊，阿卓。不過對那些從沒打從心底覺得滿足的人而言，缺乏的不是『嚴以律己』，而是『善待自己的方法』。」

善待自己的方法

- 試著不為自己設立目標。
- 不要再跟自己說「非這樣不可」，戒掉完美主義。
- 允許不完美的自己，可以對自己說「這樣也沒關係」。
- 對著鏡子裡的自己說「做得好」「辛苦了」。
- 被他人稱讚時，就有自信地說「謝謝」，不要把謙虛與自卑混為一談。
- 正確解讀別人的批評與讚美，不過度解讀與無限上綱。
- 檢視與父母的關係。如果發現父母是自我苛責的原因，試著與父母聊聊，或是自己成為自己的父母，重新定義自己的根源。
- 好好照顧自己，例如剪指甲，或是買禮物送給自己。
- 拿掉主觀、社會偏見等有色眼鏡。問自己：是否受困於「大人要懂得忍耐、顧全大局」這類傳統價值觀呢？。
- 接受最真實的自己。

松代小姐指出，許多人都會因為瘦不下來而自責，然後又因此暴飲暴食，陷入無限的惡性循環，而且其中最常用於自責的理由就是「自制力薄弱」。松代小姐教了我們善待自己的一些小祕訣（詳見上頁圖表）。

此外，執行正念減重術的時候，不需要設定目標，也不用執著於特定的方式，更不需要在沒辦法練習的時候責備自己。我們一群人跟著松代小姐走到客廳之後，被眼前的景色嚇了一跳，因為松代小姐不知道從哪弄來了一

紙條許願法

STEP ① 在細長的紙條紙上寫下對自己的期待。別寫下目標，而是聚焦於善待自己的方法（例如「不要對自己那麼嚴格」「接受最真實的自己」「讓自己從現在的痛苦解放」「更重視自己」「更喜歡自己」「原諒沒辦法瘦下來的自己」）。

STEP ② 仿照日本七夕的習俗，將紙條綁在竹葉上。

STEP ③ 每天坐在綁著紙條的竹葉下，練習呼吸專注法。連續觀察呼吸十分鐘後，在心裡反覆默念寫在紙條上的心願。

小片竹林造景。原來這是為了松代小姐所說明的「紙條許願法」而準備的，也就是仿照日本七夕習俗、透過許願學會善待自己的方法。這份心意，著實讓人感動。

● ● ●

隔天早上，我打了通電話給好久沒聯絡的外婆，因為跟杉田聊完之後，我想到了玉子燒的事。當我跟外婆聊到玉子燒之後，外婆很懷念地說：「對啊，我的小朋美那時候最喜歡玉子燒了。你媽媽那時候也老是說：『等身體好一點，就要做玉子燒給朋美吃。』，甚至有一次還專程打電話來說：『媽，教我那道玉子燒怎麼做。』」

沒想到媽媽會這麼想啊……就我記憶所及，媽媽不太會煮飯給我吃，總是動不動又哭、又鬧，又陷入低潮。沒想到她其實一邊與自己的心病對抗，一邊關心我。

兩行眼淚慢慢地滑過了臉頰。記憶裡，那道媽媽跟外婆學來的玉子燒，以及還來不及做給我吃就自行了結生命的媽媽，一一浮現心頭。

重點訓練

夢幻組合
（爆發力提升法 × 飲食訓練）

「看到了！」「聽到了！」「感受到了！」「想到了！」在用餐時，練習將注意力的焦點化為詞彙，這就是「爆發力提升法」；接著再搭配「飲食訓練」充分活化五感，加強效果。

品水訓練

購買市面上各個品牌的礦泉水，逐一仔細品嘗。先將礦泉水倒入不同杯子，以盲測方式品嘗這些礦泉水，以及猜出對應的品牌。這個訓練能有效鍛練注意力及五感。

素食日

平常不是素食主義的人若是改吃素，就能輕易擺脱由「習慣」養成的自動駕駛模式。不過，許多素食者通常並非採用純素飲食，有人可以吃魚，有人則是連蛋、奶或蜂蜜都不碰。不妨抱持好奇心，嘗試不同飲食方式，以及試著觀察想吃東西的衝動與用餐後的滿足度，產生了什麼變化。

第 4 周

「腦科學瘦身術」實踐行程表

STEP 4 自我充實方法【基本篇】

Day 1 沙漏正念減重術（179 頁）

Day 2 實踐「善待自己的方法」（189 頁）

Day 3 早上實踐「呼吸專注法」（144 頁）
搭配「紙條許願法」（190 頁）

Day 4 休息日。也可以在這天實踐「善待自己的方法」（189 頁）

Day 5 試著實踐夢幻組合——爆發力提升法（193 頁）+
飲食訓練（109 頁）

Day 6 品水訓練（193 頁）

Day 7 素食日（193 頁）

＊「開動儀式」（102頁）改成每餐進行，「飲食訓練」（109頁）則改成一至兩天一次，「呼吸專注法」（144頁）則在早上花十分鐘進行，「身體掃描練習」（136頁）則在每晚睡前練習。
RAIN可隨時練習。若搭配「善待自己的方法」（189頁）會更有效果，因為能幫助自己內觀與內省。

＊練習的祕訣在於不自責與持之以恆。假以時日，你一定會有更多新發現，明白自己想要的是什麼。

STEP 5

消除「人生的空腹感」──自我充實方法【進階篇】

正念玉子燒

我決定讓「畢業」延期一周之後，過了幾天，吉布斯的電話突然在半夜響起。電話那頭是阿和的老婆。根據接電話的杉田轉述，阿和剛剛被送到急診室，必須直接住院治療。聽到這個消息後，松代小姐臉色顯得十分凝重。大家乘上松代小姐的賓士車，驅車趕往醫院。

● ● ●

阿和的診斷結果是「高血糖發作、消化器官出血」——簡單來說，就是血糖突然飆高造成胃出血。根據一臉憔悴的阿和太太的說法，阿和似乎每天都會用力叱責犯錯部下，下班後便衝進路邊的居酒屋，邊配啤酒，邊吃油膩膩的炸物，接著又去拉麵店續攤。這天，就在他快把拉麵的湯喝完時，突然就昏了過去。

說到這裡，阿和的太太沉默了一會兒又繼續說：

「醫生說，再不改善飲食習慣，恐怕性命不保。真是太令人遺憾了，我那麼相信你，才把他交到你的手上的……」

這口氣明顯是在指責松代小姐的不是，松代小姐也默默地低下了頭。

「不對，不是吉布斯的錯，是我不好，請放生我吧。」

這令人驚訝的表白居然來自阿和。原以為打了點滴的他睡得很熟，沒想到居然默默醒了過來。雖然看不出氧氣面罩下的他是什麼表情，但他似乎對於暴飲暴食的行為非常自責。

「『放生』？你在說什麼鬼話啊，怎麼可以這麼軟弱！不是說好還要去衝浪的嗎？」

阿卓試著鼓勵阿和。沒錯，他們兩個之後又一起去衝浪好幾次。阿和的手臂膚色原本是病態的蒼白，現在卻曬出了健康的小麥色。

「阿和，對我們來說，你的事就是我們的事，所以我希望你回來。」

雖然阿卓與聖子都拚了命地勸說，但阿和卻面有難色：

「不了，我已經跟媽媽說好了。朋美，你要連我的份一起加油下去啊。」

阿和這句出人意表的發言，讓我不知道該如何回應。

「這幾天我會去收拾阿和的東西……」

我們走出病房時，聽到阿和的太太正用略為激動的聲音，跟松代小姐說這句話。

松代小姐的表情，則是一如往常地若有所思。

●
●
●

隔天晚餐時，吉布斯的入住者之間，流竄著一股難以言喻的凝重氣氛。看到阿和平常坐的位置，如今是空蕩蕩的，我知道我們失去一位戰友了，而且我明天也打算離開這裡。剩下的三人（睦子、聖子、阿卓）當然也注意到這點了吧。對我們來說，這一餐名符其實是「最後的晚餐」。

此時，杉田一如往常地端來餐點。在一盤盤秀色可餐的菜色之中，有道看似平凡的黃色塊狀料理。是他之前答應做給我吃的玉子燒。

「這是我送給朋美的禮物。或許比不上你外婆做的玉子燒，但我是一邊想著朋美，一邊以正念方式煎玉子燒的。請大家也一起享用吧。」

杉田真不愧是專業的廚師。相較於外婆煎的玉子燒，杉田的玉子燒看起來更為高雅。我一邊仔細觀察眼前的食物，一邊試著想像生下這些雞蛋的母雞、養雞戶、雞蛋運送到店家的過程、一臉認真地將雞蛋打成蛋液的杉田……接著再將玉子燒放進嘴裡，細細品嘗滋味。在玉子燒的風味緩緩地於口腔擴散的同時，我的眼淚模糊了眼前杉田的身影。

這就是在外婆家吃到的玉子燒啊……與此同時，用來盛玉子燒的卡通人物盤子、放在榻榻米上的矮桌子、坐在這張桌子旁邊吃飯的感覺、老房子才有的氣味、從窗外射入的夏日夕陽、表情和藹的外婆、總是哭哭啼啼的母親——各種記憶，如暴風雨般瞬間湧上心頭。

提升「續航力」的感謝法

又過了接近一個月左右，吉布斯的大院子稍稍染上了秋意。

是的，在那天吃完玉子燒之後，我決定繼續留在這裡。

讓我決心貫徹到底的原因是阿和的鼓勵，以及杉田用心煎製的玉子燒。我只跟俊平說了句：「同居的事，希望你讓我再思考一下。」

而他也只回了句：「知道了，那至少下個月一起去一趟溫泉旅行吧？」之後就再沒有任何聯絡。

我們一群人雖然因為阿和的事情大受打擊，但對我們來說，控制注意力與駕馭欲望的方法，已慢慢地成為一種「新習慣」。

回頭想想，當初的我們一心只想著「瘦下來、瘦下來」，但現在的我們不再追求讓體型快速改變這件事，而是清楚知道改善飲食習慣才是重點，而且說不定這麼做反而才能少走冤枉路。

聖子似乎已經改掉暴飲暴食與催吐的壞習慣，指繭也慢慢變小了。雖然聖子不再催吐，但也沒有變胖的跡象，反而全身散發著比以前更為迷人的成熟美。

睦子的情緒也不再像坐雲霄飛車般又哭又笑。雖然還是很愛吃，但已經不會像以前那樣狂吃巧克力。由於她本來就很胖，所以外表的變化也最為明顯。有一次聽她開心地到處炫耀，說體重減了五公斤。

反觀阿卓的情況恰恰相反，原本瘦得像根針的身體，變得稍微有肉一點。之前他因為過度刻意雕塑體型，整個人散發著悲情的氣息；但現在的他終於練出健康的體態與線條。

至於我……該怎麼說呢？我雖然已經很熟悉腦科學瘦身術，卻還沒具體感受到效果。相較於過去，我已經不太會因為吃東西而產生罪惡感，但只要沒有從根本解決工作壓力這個問題，就不可能戒掉情緒性進食這個壞習慣。看著不斷進步的大家，我開始感到心急與焦慮。

「各位，今天是中秋節喲，一起去院子裡賞月吧！」晚餐結束後，松代小姐走進飯廳，出聲邀約。

「好想吃糯米糰子喔！」睦子還是一如往常地貪吃。

「那還用說，早就準備好囉！」聽到杉田這句話，大家的臉上都綻出笑容。

●
●
●

「今天要教大家滿足自己的第二種方法，也就是『賞月感謝法』。

上次教的是善待自己的方法，但這次要教的是『感謝他人的方法』。懷著感謝的心情，能讓我們的內心更加踏實喲。

「感謝別人能為我們的內心帶來正面影響，這點已經過科學證實了。具體來說，每天寫一封感謝他人的信能讓人更滿意人生[1]，而這種感謝的心情可提升毅力、熱情、樂觀、能量、朝目標衝刺的力量，也能有效減少嫉妒、憤怒、壓力喲[2]。大家小時候是不是很常被要求『要感謝眼前的食物』呢？」

「嗯，外婆常把『每粒米都住著神明』這句話掛在嘴邊。」

松代小姐聽到我的回應之後，一臉滿足地點了點頭。

「沒錯。一般認為，各種宗教之所以會施恩於人，全是因為這種感謝的力量非常強大。日常三餐也是我們最有機會表達感謝的時候喲。」

杉田把各種顏色的紙條發給大家，每張紙條上面只寫著一個英文字母，旁邊的聖子拿到了寫著「M」的紙條，而我拿到的是「T」，看來每個人拿到的字母都是隨機的。

「難得今天的滿月這麼漂亮，今天就不為難大家了。請大家根據拿到的英文字母，在紙條上面寫下『想感謝的事物』吧！」

聖子稍微想了一下之後，寫下了「松代小姐」（MatsuShiro）。自從聖子被男朋友家暴之後，松代小姐就一直像母親一樣照顧她，聖子也自此嚴守吉布斯一起吃晚餐的規定。接著聖子又寫下了睦子（MuKo）。如果沒有睦子的話，我們在吉布斯的生活一定很黯淡無趣。聖子後續又寫了「大家」（Minna）、「正念」（Mindfulness）。

我看著手上的「T」，最先想到的是「玉子燒」（Tamagoyaki），卻想不到下一個。其實有那麼一瞬間，「堤總編」（Tsutsumi）這個名字從腦海掠過，但我不敢說自己很感謝她。

「感謝是股很強的力量喲，有報告指出，感謝他人能讓自己的幸福度提升二五%[3]。更重要的是，感謝的心情會『傳染』給身邊的人。我

1 Toepfer, et al. (2012)
2 Alspach (2009)
3 Emmons & McCullough (2004)

們的大腦具有『鏡像神經元』，讓我們能對別人的行動感同身受，所以當周遭的人看到我們感謝他人的樣子，就會因為這個鏡像神經元而感到滿足喲！」

松代小姐的這句話彷彿在我的背後推了一把，讓我在紙條寫下「堤總編」這三個字。總有一天，我要讓她對我刮目相看，而且一直以來，她真的給了我很多次機會，我也覺得自己該感謝她。

「任何方法都可能提升感謝力，比方說，寫一封信給常常照顧你的人。說得極端一點，也可以送朵花給路上行人。建議大家在表達感謝的時候，觀察身體產生哪些變化，之後也要不斷地回想當下的感覺。」

●●●

為他人著想、感謝他人，就能放下自我，減少「凡事以自己為出發點」的執著。這種無私的狀態，能降低後扣帶皮質的活性，也能避免自己一直想要贏過別人、與別人比較的心態，並降低與別人發生衝突的機率；更重要的是，可以避免自己活在別人的眼光裡，進而更喜歡自己。

「最後……」松代小姐豎起食指，準備做結論。

「千萬不要搞錯『順序』。最該先練習的是『善待自己的方法』。若自己還沒有被滿足，就貿然感謝他人，效果也會大打折扣。換句話說，大家要先照顧好自己，之後才能照顧別人，進而令自己更加滿足。」

之後，我除了練習之前學到的方法，也試著練習善待自己與感謝他人

充實自我的感謝法

STEP ① 向他人表達感謝（將感謝的心情寫成紙條或是感謝信，甚至可以送花給路人）。

STEP ② 注意身體在當下的感覺與變化。

STEP ③ 反芻身體在當下的感覺。

的方法。慢慢地，引爆情緒性進食的渴想，從滔天巨浪變成餘波盪漾的漣漪，我的蝴蝶袖也慢慢消失，下半身也不再水腫，肚子周圍的小贅肉也比巔峰時期來得更為消瘦。

現在的我已經能在進食的時候，自然而然地思考「為什麼要吃、準備吃什麼、該怎麼吃」這些問題。雖然想吃東西的衝動還是會如波浪般襲來，但我已經知道該怎麼駕馭這股衝動，所以食量也減少許多。我覺得內心那輛自動駕駛模式的脫軌列車，似乎回到正軌上了。

在睦子的鼓勵之下，我站上了久違的體重機。當然，我知道體重機上的數字不是最終目標。

只差一步，我就能變回那張舊照片上清瘦的我。

● ● ●

某天早上，正當我一如往常地練習呼吸專注法時，身邊的手機響了。是俊平傳來的訊息。

「抱歉，下周我們不是本來要去溫泉旅行嗎？結果突然得工作，這次可能得取消了。作為補償，今天要不要聚個餐，喝點酒？」

這簡直是讓人哭笑不得的邀約啊，俊平這傢伙也太自以為是了吧？不過，我的臉上沒有半點怒氣或難過，甚至沒有一絲「害怕被俊平討厭」的神色。我知道我已不再是過去的我了，這股自信默默地在背後支持著我。

「我不會再和你見面了，多謝你一直以來的照顧。」

我簡單地傳了這句話之後，便封鎖了他的帳號，連帶刪除與他有關的聯絡方式。

第 5 周

「腦科學瘦身術」實踐行程表

STEP 5　自我充實方法【進階篇】

Day 1　充實自我的感謝法（207 頁）

Day 2　寫作練習法（參考下方説明）

Day 3　感謝日誌（參考下方説明）

＊可視個人情況，將第 1 周、第 2 周、第 3 周、第 4 周與第 5 周分別延展為兩周的長度。
＊練習「善待自己」與「感謝他人」這兩種方法，可讓「滿足內心」的方法與之前介紹的各種方法更加緊密連動，也能讓自己更有力量執行飲食改善法與欲望管理法。請大家務必持續練習之前介紹過的方法，感受本質上的變化。

重點訓練

寫作練習法

這項練習只需要將未經任何修飾的心情寫在筆記本即可。一開始不一定「了解自己的感受」，所以可能不知道該寫什麼，但只要持續寫，就能越來越客觀地檢視自己，也能知道內心缺少了什麼，以及該如何滿足這些空虛。

感謝日誌

這是寫作練習的進階版。在每天晚上睡覺前，列出十件當天「值得感謝的事」。盡可能每天寫十件不一樣的事情。

RETREAT

飲食方式，
就是生活方式

把煩惱託付給大自然

「大家聽好，接下來沿路的風景會比較單調。不過，請大家用心感受每個『當下』，一步步往前走。Over！」

松代小姐人在半空中的直昇機上，用無線電跟我們說話。

●●●

在充滿冬日氣息的十二月上旬，我們六個人來到了某座高山。

除了聖子、睦子、阿卓、杉田、我之外，阿和也來了。聽說阿和是主動說要回來，為此也費盡唇舌地說服老婆，而且他還戒了酒，體重減了十公斤以上，與人對話的節奏也順暢許多。聽說在那次住院之後，松代小姐去醫院探望了他好幾次，我們也是後來才知道這些事。

不過，松代小姐怎麼會突然要我們這群登山菜鳥，挑戰海拔兩千公尺的山岳呢？

「我會從半空中帶路，大家不用擔心喲！」

松代小姐半開玩笑地對邊走邊抱怨的我們說了這句話。根據她的說法，爬山能讓之前在吉布斯做過的一連串訓練變得更完整，也就是所謂的「療癒之旅」。

當我們六個人陸續爬上山稜之後，眼前盡是一片絕美風景。

向下俯瞰，可看到一座呈現土耳其藍的湖泊，周圍環繞著不知名的野草，放眼望去，還能看到零星的積雪。眼前的一切超越了人類的想像，完全是大自然的鬼斧神工。

「漂亮吧？美麗的事物能刺激大腦的快樂中樞[1]，大自然能讓我們的內心得到滿足，也能有效提振心情[2]。Over！」

一抬頭，就看到松代小姐的私人直升機在空中盤旋。

●●●

倘佯在大自然中，除了盤旋於頭頂的直升機之外，再也看不到任何人工物。硬要說的話，恐怕只有途中看到的民宿柵欄算是人工物吧。只有人類會透過柵欄等設施保護財產，但大自然不屬於任何人，我們人類只是借住的過客。

松代小姐利用無線電繼續講課。

「希望大家能察覺，我們是如何被名為『日常』的框架限制住的，而這個框架全是由我們的『恐懼』所形成。當我們不知道接下來會發生什麼事情時，大腦就會拚命地想要創造『可預測的日常』。

「不過，這種為了保護自己而設下的『框架』，也會帶給我們極大的壓力，所以我們該做的是忘記恐懼，不要再『預測』接下來發生的事，也不要想控制這些事。這與站在原地、等待波浪的衝浪練習，是一樣的道理喲。Over！」

• • •

就在松代小姐講解這些事的時候，山上的天氣突然風雲變色，明明剛剛還風和日麗，沒想到突然下起大雨，還刮起了強風。

松代小姐說：「這就是這世界原本的樣貌啊，一切皆是無常，不管是壓力、想吃東西的欲望、體重，都是如此，我們必須聰穎地面對這一切。

1 Chatterjee (2016)
2 Bratman, et al. (2015)

「只有『好奇心』能幫助我們戰勝恐懼，能讓我們期待迎面而來的巨浪，也能讓我們興奮地面對接下來的驚奇。」

從無線電傳來松代小姐的聲音，她以極其愉快的口吻鼓勵著在大風大雨之中前進的我們。

走著走著，太陽完全躲了起來，山上的氣溫也隨之驟降。

「氣候變得很不穩定。前面一公里處有間山中小屋，大家先走到那再說吧……」

松代小姐的無線電突然斷了訊，風越颳越強，原本的降雨也成了降雪。

「怎麼辦！」

「就照松代小姐的指示，先走到山中小屋吧。」

杉田如此安撫著陷入恐慌的我們。

世上最美味的葡萄乾品嘗方式

「說到底，對那個人來說，我們就只是她的白老鼠而已啊！」

聖子高聲地抱怨著。

被暴雪吹得東倒西歪的我們，好不容易抵達了山中小屋，卻不知道接下來該怎麼辦。一來，我們與松代小姐完全斷了聯絡；二來，所有人的手機都沒有訊號，最糟的是，山中小屋沒有任何裝備和糧食，每個人的背包裡面，都只放了一點點乾糧與飲用水而已。

太陽下山之後，沒過多久，周圍就積成一片雪景，氣溫也越降越低。山中小屋沒有電力，也沒有暖氣所需的燃料，只夠勉強遮風蔽雨。在一片漆黑之中，我們為了禦寒而靠在一起互相取暖。

●●●

「雖然我是自願回來吉布斯的，但這回真的太有勇無謀了。」

阿和如此抱怨著。

「仔細想想，居然讓一群菜鳥在這個時候爬山，也太沒常識了吧！」

連阿卓也動怒了。

「我本來以為只是來野餐的……松代小姐太過分了！」

最沒辦法忍耐空腹的睦子也生氣了。

「松代小姐一定會聯絡我們的，或許已經去搬救兵了。總之今晚先靠手邊的乾糧墊墊肚子，在這裡等到天亮再說吧。」

杉田如此安撫大家。確實就如他所說，我們絕不能因為恐懼而自亂陣腳。

可是到了隔天，我們的希望依舊落空了。雪還是下個不停，無線電則是靜得連雜訊都聽不見。

我們手上除了瓶裝水之外，食物已經所剩無幾。比之前絕食訓練還可怕的空腹感，向我們襲來，大家的情緒也越來越煩躁與不安。一轉眼，沒有半點燈火的黑夜又降臨了。

「如果明天還是沒有人來救我們的話，該怎麼辦？」

阿卓如此抱怨著。

「我們怎麼會笨到相信那個不食人間煙火的學者呢！杉田，松代小姐真的什麼都沒跟你提過嗎？你不是常常進去吉布斯裡面那個房間嗎？那間房間是怎麼一回事？你該不會跟松代小姐串通好了吧？這也是訓練的一環對吧？松代小姐明天就會來救我們吧？」

連聖子也快要陷入恐慌。杉田是唯一還能保持冷靜的人：

「我覺得這次是意外。我也什麼都不知道，松代小姐應該也沒料到事情會變成這樣，不過我敢說她一心想著幫助大家，才推動了共享住宅的專案。」

「為、為什麼你可以說得這麼肯定？」

「松代小姐有交代我不能說……」

杉田被聖子問得一時語塞，想了一會兒之後，便如此回答：

「其實松代小姐的女兒罹患了很嚴重的厭食症。當時松代小姐與丈夫雖然用盡心思幫助女兒小菫，卻有醫生對他們說『都是因為你們不夠愛女兒』，導致夫妻陷入不斷自責的漩渦之中。不斷進出醫院的小菫，某天突然離家出走，自此音訊全無，從那之後，松代小姐就一直很自責，覺得自己是個沒辦法為女兒做任何事的母親。

「當時他們一家就住在代官山的那棟豪宅，而那間位於走廊深處的房間，原本是小董的房間。我之所以會常常進去，是因為松代小姐拜託我打掃，松代小姐似乎很常在那間房間練習正念。」

沒想到松代小姐有女兒……仔細想想，我們對她還真是一無所知。

杉田又接著說：「小董離家出走幾年後，丈夫也因病去逝，偌大的房子只剩下松代小姐自己一個人。記得松代小姐曾一個人在亞洲旅行了三年，也是在那段期間，向某位僧人學習正念，她才因此遠渡美國，重返研究學者的生活。

「三年前她與一位美國人，也就是現在的老公再婚，好不容易忘記過去的傷痛、重新振作的松代小姐，發想了共享住宅這個適合練習腦科學瘦身術的概念，所以她肯定很重視『吉布斯』這個專案。我相信，松代小姐打從心底想要幫助大家，以彌補過去無法幫助小董的遺憾！」

整間山中小屋陷入好長一段沉默。屋外，似乎又開始下雪了。

第三天，還是沒有人來救我們。

肚子越來越餓的我們已經無力交談，連平常聒躁的睦子，也一直靜靜地躺著，避免消耗多餘的能量……我才剛這樣想著，睦子就突然緩緩地坐了起來，不停地翻找她的背包，最後拿出某樣東西。

「這是……最後一個了……」

所有人都望了過去。原來是松代小姐在訓練的時候，發給大家的黃金葡萄乾。睦子是為了以備不時之需才將它放進背包裡。

「大家……一起吃吧……」

我們知道過去的睦子是怎麼樣的人，所以實在不敢相信她會說出這句話。明明過去的她肯定會自己獨享……難不成，這也是腦科學瘦身術帶來的效果？

所有人圍在一粒葡萄乾旁邊。用小刀將葡萄乾切成六等分之後，每個人只分到小指頭指甲般的大小。

「這說不定是這輩子最後的食物……」

大家腦海中或許都閃過了同樣的念頭，所以每個人都自動自發地盯著那一小塊的葡萄乾看，就像是在執行飲食訓練的那個當下。

接著，每個人都把葡萄乾放進嘴中，並將所有的感官集中在口腔。一時間，彷彿全身陷入恍惚。這是何等的甘甜，何等的美味啊。

就在享受這無與倫比的幸福感之際，我不知不覺地睡著了。

持續練習、預防復胖的祕訣

① **放棄對抗**

減少食量、忍耐、抵抗欲望都會白白浪費力氣與造成反效果。

② **察知、容忍**

察知欲望，允許欲望存在。最重要的是用心察覺欲望，要告訴自己接納無法抵擋的欲望，不要企圖與欲望作戰（而且要很積極地提醒自己），藉此駕馭欲望→「RAIN」（161 頁）。

③ **善待自己**

必須為自己安排休息日→參考善待自己的方法（189 頁）、紙條許願法（190 頁）。

④ **馬拉松**

減重的流程就像是長跑一樣。一開始沒有肌肉，所以會跑得很辛苦（戒菸也是一樣，剛開始的時候，「想抽菸的欲望」會在一周之後達到巔峰）。如果能熬過去，後面就會越來越輕鬆。

⑤ **以「好奇心」戰勝「恐懼」**

「沒辦法持之以恆的話，該怎麼辦……」「我絕對不想復胖……」不要一直抱持這份恐懼，而是要不斷提醒自己「繼續練習下去，一年之後的我會變成什麼樣呢？」這種好奇心是我們最強的夥伴。

⑥ **樂在其中！**

讓自己樂在其中與充滿好奇心。盡情地享受食物！

EPOLOGUE

最後的晚餐

「果然朋美也來了，這下子就都到齊了！」

小心翼翼地走過吉布斯的玄關後，聖子前來迎接我。

遇難之後的三天，暴風雪總算停了下來，搜救隊也抵達我們一行人避難的山中小屋。後來才知道，松代小姐將備用的糧食放在另一間山中小屋，所以我們才會被困在沒電、沒糧食的地方那麼久。

我們一行人在意識朦朧的狀態下被送到醫院，當時已陷入嚴重失溫與營養失調，也因此得住院觀察一陣子。急著來探病的松代小姐邊哭邊跟我們道歉，還說要停止吉布斯的課程。

我跟公司請了一個多月的假，回到外婆家之後，一邊看著母親的遺照，一邊回想在這將近一年的期間所發生的事情。我不知道這段期間的努力算不算成功，但我知道，我還會回去東京，繼續擔任編輯助理。堤總編對於我請長假這件事，似乎沒什麼意見，只說了句：「困在山裡很可怕吧？不過，人沒事就好。」

在那之後，我就再也沒跟共享住宅的人見過面。我心想反正我有大家的聯絡方式，隨時都能再聚。

但不知道為什麼，沒有半個人聯絡我，我也沒有想聯絡他們的念頭。

差不多過了半年左右，某天我回到公寓時，看到信箱裡面有封信。原來是松代小姐寄來的信。

松代小姐再次為了害我們差點遇難這件事道歉，此外也說明了她創立吉布斯的經過以及心意。就連杉田在山中小屋提到的小堇的遭遇，也一五一十地全寫在信裡。

這讓我決心再次造訪吉布斯。

一走進曾多次在此用餐的吉布斯的飯廳，就看到一張張既熟悉又懷念的臉孔。除了出來迎接我的聖子之外，睦子、阿卓、阿和全坐在飯桌旁邊。

站在廚房裡的是杉田。他似乎注意到我來了，便害羞地笑了笑，默默地看著我。我也在這時候，發現自己最期待見到的人是他。

此時，吉布斯的女主人松代小姐還是一身華麗地走進飯廳。一股久違的懷念湧上心頭。

「朋美，謝謝你願意來一趟！」

令人驚訝的是，這半年來，我們五個人都切身感受到「飲食生活」的改善。

了解大腦的習慣，就能打造「持之以恆」的機制——原來松代小姐一直掛在嘴邊的這句話是真的。睦子與阿和的體型變得像是另一個人一樣，而阿卓與聖子也似乎克服了厭食與暴飲暴食的問題。至於我，體重也回到六年前的水準，五官與體態的線條也變得更加立體、有致。

● ● ●

除此之外，我們也體會到「飲食」與「生活」息息相關的道理。

阿卓在離開吉布斯之後持續參加甄選，最終總算得償所願，展開模特兒的職業生涯。過去因為過度運動而變得憔悴的雙頰已恢復豐潤，成為不折不扣的型男。他似乎也跟最近交到的男友處得很好。

聽說阿和在今年的夏天去了好幾次衝浪，也慢慢地找回了健康，而且還學會在罵部下之前，讓自己冷靜一下，工作壓力也因此大減。

睦子戒掉狂吃的習慣之後，整個人像是解開了巫婆的詛咒，體型變得非常苗條，也不再偏激地控制飲食。她拿了翔介參加小學入學典禮的照片給我看，照片裡的睦子看起來就像個溫柔的媽媽，旁邊站著可愛的兒子。

最令人驚訝的是聖子。她辭掉特種行業工作，與原本是客人的男性結婚後，在住家附近的店家打工。據說她曾懷抱著成為文學少女的夢想，每天晚上都努力地寫小說，全身也散發著幸福的氣息。

●●●

「朋美最近過得怎麼樣？」

聽到這個問題後，我拿出手機，秀出螢幕上的網頁畫面：「你的『飲食生活』將從今天開始改變！減重新聞『最後的晚餐』！」——這是網頁的標題，而主要圖片則是正在煎玉子燒的外婆。

「咦？這個該不會是……」

「沒錯！」

我點了點頭。真不愧是聖子，直覺就是這麼敏銳。

「真是太棒了！」松代小姐也開心不已。

是的，我的減重資訊網站企畫，總算被堤總編採用了。

「你總算能獨當一面了。不過，這只算是站上起跑線而已喲。」

我又一次回想起堤總編當時對我說的這句話。

「『最後的晚餐』減重術啊……話說回來，當時的葡萄乾真的好好吃啊。」

睦子若有所思地望著遠方說著。真的就像她說的一樣，我再也沒吃過比那個在山中小屋吃的葡萄乾更好吃的食物了。

「聽說中國也有這類故事喲！」好懷念松代小姐這種講課的口吻。

「有一個年輕人在草原遇到了猛虎，被猛虎追到懸崖邊，無路可走的時候，發現了從懸崖往下垂的藤蔓，便抓著藤蔓往下逃，結果老虎跑到了懸崖底下等，而且老鼠還不斷地啃咬上面的藤蔓。簡單來說，這位年輕人陷入九死一生的絕境。結果，這位掛在半空中的年輕人發現峭壁上長了一顆野草莓，便拚死摘了下來，一口塞進嘴裡。沒想到那顆野草莓美味得難以形容。」

「差不多該去趕飛機了！」

松代小姐看了看牆上的時鐘之後，如此說道。松代小姐打算留在日本一年之後就回去美國。

不知何故，最後只有我與杉田兩個人自願一起送松代小姐到機場。我與松代小姐一起坐進杉田開的白色賓士。

「大家，吉布斯就在今天結束了。感謝大家依照約定，認真地看待飲食這件事，真的非常感謝大家！」

坐在車裡的松代小姐跟大家道別之後，聖子與睦子突然流下一串串如珍珠般的眼淚，坐在副駕駛座的我也淚流不止，阿卓與阿和則是深深地向松代小姐鞠躬。

我和杉田兩個人來到了機場的迎賓大廳。

載著松代小姐前往加州的飛機，正緩緩飛向天空。

「呃……朋美？」杉田突然開口，「可以的話，能不能再吃一次，我做的那個玉子燒？」

確認「飲食理由」的演算法

先確認想吃東西的理由，藉此觀察身體的反應。

☑ 1 透過開動儀式（102頁）將空腹度量化為0～10的數字。
☑ 2 觀察身體對食物的反應。
☑ 3 反問自己「為什麼想吃東西？」（參考空腹原因檢查表〔119頁〕）。

想吃東西的理由是……？

如果是因為肚子餓（卡路里攝取不足）

攝取足量的食物即可，也要注意吃什麼（仔細檢視當天的進食量與飲食內容）以及怎麼吃。

如果是因為壓力

可利用壓力消除法。比方說，呼吸專注法（144頁）、身體掃描練習（136頁）、轉移意識法（A.C.C.E.P.T.S.）、深呼吸、聽緩和的音樂、與別人聊天，不妨事先做好準備。

覺得無聊的話

做一些進食以外的事情消磨時間。

覺得煩躁的話

可利用壓力消除法或是RAIN（161頁）。

覺得沮喪的話

可使用以下提到的壓力消除法或是下頁的轉移意識法（A.C.C.E.P.T.S.）。

如果是身體不舒服的話
（頭痛、頭昏、生理痛）

做一些能改善身體狀況的事。將注意力放在覺得不舒服的身體部位，再客觀地觀察症狀。

如果理由不只一個

試著執行各種因應的方法。

就是想吃，或是根本不知道原因時

1. 使用轉移意識法（A.C.C.E.P.T.S.）
2. 執行身體掃描法（136頁）。
   有什麼新發現嗎？

＊開動儀式是腦科學瘦身術的重要步驟，請在執行這個儀式時，確認「想吃東西的理由」，接著再根據找到的理由執行對應的方法（除了「進食」之外的方法）。

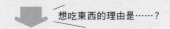

A.C.C.E.P.T.S.

A.C.C.E.P.T.S.：承受壓力或是心情低落時，能有效轉移注意力的各種方法。

① A（Activities，活動）

做一些能集中注意力的事，例如做一些感興趣的事或是工作。

② C（Contributing，貢獻）

對自己以外的人做出貢獻。例如擔任志工或是幫助他人。

③ C（Comparisions，比較）

回想更痛苦的情況。以自己的過去或別人的情況比較現況。

④ E（Emotions，情緒）

創造相反的情緒。比方說看一些有趣的電影或是聽音樂。

⑤ P（Pushing Away，驅趕）

趕走情緒。可將壓力或負面的情緒寫在紙上，再將這張紙揉成一團丟出去。暫時先不要想那些造成壓力或負面情緒的事情。

⑥ T（Thoughts，思考）

從 1 數到 10 或是回想幾首詩與讀書。

⑦ S（Sensations，感覺）

創造安心的感覺，讓注意力從負面的情緒移開。可以握著冰塊，或是在手腕綁條橡皮筋，再輕輕地彈幾下，也可以吃很酸的東西。

—結語—

吃出幸福又自信的人生

非常感謝大家讀到最後。

這趟與吉布斯居民一起走過的飲食旅程，大家覺得有趣嗎？我們從飲食這個主題得知了許多科學事實，其中之一，就是我們的大腦危機。

一如我在「前言」所提到，食欲與睡眠是大腦的鏡子。如今食欲與睡眠的紊亂已成為社會問題。除了本書提到的飲食問題之外，想必大家都聽過「睡眠負債」這個詞，這是指長期睡眠不足，造成嚴重的負面影響不斷累積。眾所皆知，這意味著現代人的大腦已陷入混亂。

我們生活在一個食物唾手可得的時代，明明物質生活已如此豐足，卻充滿了「想要更多」的誘惑，而且食品業界還在一旁煽風點火。我曾經看過某間大型連鎖咖啡廳以「創造更多渴望」作為門市的廣告文案。所以我們的飲食生活就這樣被操弄，而大腦也記住了這些壞習慣。

另一件已知的事實，就是現代人內心的空虛。

是的，明明物質如此豐沛，內心卻深陷空虛。俄國文豪托爾斯泰曾說過：「不幸不是源自不足，而是源自過剩。」「想要更多」的欲望，會讓我們內心越來越空虛，也讓我們離幸福越來越遠。

我們到底該怎麼在這個時代安身立命呢？

該怎麼讓大腦與內心維持健康呢？更重要的是，我們該怎麼做，才能變得幸福呢？

正念為我們提示了一個答案：帶來幸福的關鍵，是「給予」與「放手」。

不要因為不足而想要更多，而是要本著感謝與寬容的心，溫柔地付出。如此一來，內心才能真正變得豐盈。或許聽起來有點奇怪，但確實已有研究指出，最幸福的人是最懂得寬容的人。不過大家也不要忘了，給予或寬容的對象除了別人，也可以是自己。

從渴望更多的人，變成知足且懂得付出的人；透過飲食，學到歷久彌新的智慧。畢竟，飲食本來就是件快樂的事。

請大家參考本書，學習正確滿足自己的方法。但願大家能秉持著好奇心，持續享受這趟改變飲食習慣與自我的旅程。

參考文獻

・ Ahmed, S.H., Guillem, K., & Vandaele, Y. (2013). Sugar addiction: pushing the drug-sugar analogy to the limit, *Current Opinion in Clinical Nutrition & Metabolic Care, 16*(4), 434-439.

・ Alberts, H. J., Mulkens, S., Smeets, M., & Thewissen, R. (2010). Coping with food cravings. Investigating the potential of a minfulness-based intervention. *Appetite, 55*(1), 160-163.

・ Alberts, H. J., Thewissen, R., & Raes, L. (2012). Dealing with problematic eating behaviour. The effects of a mindfulness-based intervention on eating behaviour, food cravings, dichotomous thinking and body image concern. *Appetite, 58*(3), 847-851.

・ Alspach, G. (2009). Extending the tradition of giving thanks recognizing the health benefits of gratitude. *Critical Care Nurse, 29*(6), 12-18.

・ Bratman, G. N., Hamilton, J. P., Hahn, K. S., Daily, G. C., & Gross, J. J. (2015). Nature experience reduces rumination and subgenual prefrontal cortex activation. *Proceedings of the national academy of sciences, 112*(28), 8567-8572.

・ Brewer, J. (2017) *The craving mind: from cigarettes to smartphones to love? Why we get hooked and how we can break bad habits.* Yale University Press.

・ Brewer, J. A., Elwafi, H. M., & Davis, J. H. (2014). Craving to quit: Psychological models and neurobiological mechanisms of mindfulness training as treatment for addictions. *Psychology of Addictive Behaviors, 26*(2), 366-379.

・ Brooks, S. J., Owen, G. O., Uher, R., Frirderich, H. C., Giampietro, V., Brammer, M., … & Campbell, I. C. (2011). Differential neural responses to food images in women with bulimia versus anorexia nervosa. *PLoS One, 6*(7), e22259.

・ Casazza, K., Fontaine, K. R., Astrup, A., Birch, L. L., Brown, A. W., Bohan Brown, M. M., … & McIver, K. (2013). Myths, presumptions, and facets about obesity. *New England Journal of Medicine, 368*(5), 446-454.

・ Chatterjee, A. (2016). How your Brain decides what is beautiful. TED [https://www.ted.com/talks/anjan_chatterjee_how_your_brain_decides_what_is_beautiful].

・ Emmons, R. A., & McCullough, M. E. (Eds.). (2004). *The psychology of gratitude.* Oxford University Press.

・ Fox, K. C., Nijeboer, S., Dixon, M. L., Floman, J. L., Ellamil, M., Rumak, S. P., …

& Christoff, K. (2014). Is meditation associated with altered brain structure? A systematic review and meta-analysis of morphometric neuroimaging in meditation practitioners. *Neuroscience & Biobehavioral Reviews*, 43, 48-73.

・ Kaliman, P., Álvarez-López, M. J., Cosín-Tomás, M., Rosenkranz, M. A., Lutz, A., & Davidson, R. J. (2014). Rapid changes in histone deacetylases and inflammatory gene expression in expert meditators. *Psychoneuroendocrinology*, 40, 96-107.

・ Mantzios, M., & Wilson, J. C. (2014). Making concrete construals mindful: a novel approach for developing mindfulness and self-compassion to assist weight loss. *Psychology & health, 29*(4), 422-441.

・ Mantzios, M., & Wilson, J. C. (2015). Mindfulness, eating behaviours, and obesity: a review and reflection on current findings. *Current obesity reports, 4*(1), 141-146.

・ Marchiori, D., & Papies, E. K. (2014). A brief mindfulness intervention reduces unhealthy eating when hungry, but not the portion size effect. *Appetite, 75*, 40-45.

・ Mason, A. E., Epel, E. S., Kristeller, J., Moran, P. J., Dallman, M., Lustig, R. H., … & Daubenmier, J. (2016). Effects of a mindfulness-based intervention on mindful eating, sweets consumption, and fasting glucose levels in obese adults: data from the SHINE randomized controlled trial, *Journal of behavioral medicine, 39*(2), 201-213.

・ O'Reilly, G. A., Cook, L., Spruijt – Metz, D., & Black, D. S. (2014). Mindfulness-based interventions for obesity-related eating behaviours: a literature review. *Obesity Reviews, 15*(6), 453-461.

・ Schmitt, D. P., & Allik, J. (2005). Simultaneous administration of the Rosenberg Self-Esteem Scale in 53 nations: exploring the universal and culture-specific features of global self-esteem. *Journal of personality and social psychology, 89*(4), 623.

・ Tapper, K., Shaw, C., Ilsley, J., Hill, A. J., Bond, F. W., & Moore, L. (2009). Exploratory randomized controlled trial of a mindfulness-based weight loss intervention for women. *Appetite, 52*(2), 396-404.

・ Toepfer, S. M., Cichy, K., & Peters, P. (2012). Letters of gratitude: Further evidence for author benefits. *Journal of Happiness Studies, 13*(1), 187-201.

・ Van De Veer, E., Van Herpen, E., & Van Trijp, H. C. (2015). Body and mind: Mindfulness helps consumers to compensate for prior food intake by enhancing the responsiveness to physiological cues. *Journal of Consumer Research, 42*(5), 783-803.

Unique 60

無痛激瘦：耶魯醫學博士實證！5周打造易瘦體質

無理なくやせる"脳科学ダイエット"

作　　者	久賀谷亮	校　　對	蔡宜庭、李韻
繪　　者	青木宣人	行銷經理	胡弘一
譯　　者	許郁文	行銷主任	朱安棋
責任編輯	李韻	封面設計	木木Lin
副總編輯	許訓彰	內文排版	菩薩蠻

發 行 人　梁永煌
社　　長　謝春滿
副 總 監　陳姵蒨

出 版 者　今周刊出版社股份有限公司
地　　址　104台北市中山區南京東路一段96號8樓
電　　話　886-2-2581-6196
傳　　真　886-2-2531-6438
讀者專線　886-2-2581-6196轉1
劃撥帳號　19865054
戶　　名　今周刊出版社股份有限公司
網　　址　www.businesstoday.com.tw

總 經 銷　大和書報股份有限公司
製版印刷　緯峰印刷股份有限公司
初版一刷　2022年7月
定　　價　340元

© Akira Kugaya 2018
Originally published in Japan by Shufunotomo Co., Ltd
Translation rights arranged with Shufunotomo Co., Ltd.
through Keio Cultural Enterprise Co., Ltd.
Traditional Chinese translation rights © 2022 by Business Today Publisher.

版權所有，翻印必究
Printed in Taiwan

國家圖書館出版品預行編目(CIP)資料

無痛激瘦：耶魯醫學博士實證!5周打造易瘦體質 / 久賀谷亮作 ; 許郁文譯. -- 初版. -- 臺北市 : 今周刊出版社股份有限公司, 2022.07
240面 ; 14.8x21公分. -- (Unique ; 60)
譯自 : 無理なくやせる"脳科学ダイエット"
ISBN 978-626-7014-61-5(平裝)

1.CST: 健康飲食　2.CST: 減重

411.3　　111008211